DE

L'ENTRAINEMENT

CHEZ L'HOMME

AU POINT DE VUE

PHYSIOLOGIQUE, PROPHYLACTIQUE ET CURATIF

PAR

HIPPOLYTE JAQUEMET

DOCTEUR EN MÉDECINE

Ancien externe des hôpitaux de Paris, ex-interne adjoint à l'Hôtel-Dieu de Bordeaux
Lauréat (médaille d'or, 1864) de la Société des sciences de Lille
Lauréat (médaille d'argent, 1863 — médaille d'or, 1865) et membre correspondant
de la Société de médecine de Bordeaux

> ...... « Voilà que la génération actuelle des
> » malades a oublié, elle aussi, les prodigieuses
> » ressources de l'hygiène thérapeutique, et qu'elle
> » ne nous permet plus, sous peine de discrédit,
> » ou à charge de partager nos succès avec la na-
> » ture, de guérir sans médicamenter à outrance. »
>
> FONSSAGRIVES, *Hygiène alimentaire*,
> Introduction, p. XI.

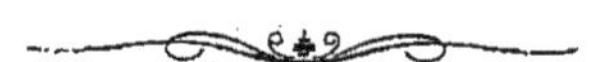

PARIS

J.-B. BAILLIÈRE ET FILS

LIBRAIRES DE L'ACADÉMIE IMPÉRIALE DE MÉDECINE
rue Hautefeuille, 19

LONDRES	NEW-YORK	MADRID
HIPPOLYTE BAILLIÈRE	BAILLIÈRE BROTHERS	C. BAILLY—BAILLIÈRE

BORDEAUX : CHAUMAS, FÉRET, SAUVAT

M DCCC LXVIII

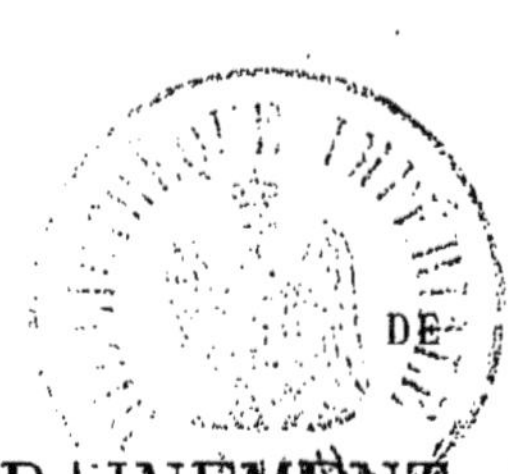

DE

L'ENTRAINEMENT CHEZ L'HOMME

AU POINT DE VUE

PHYSIOLOGIQUE, PROPHYLACTIQUE ET CURATIF

Montpellier, imprimerie Gras.

DE
L'ENTRAINEMENT
CHEZ L'HOMME

AU POINT DE VUE

PHYSIOLOGIQUE, PROPHYLACTIQUE ET CURATIF

PAR

HIPPOLYTE JAQUEMET

DOCTEUR EN MÉDECINE

Ancien externe des hôpitaux de Paris, ex-interne adjoint à l'Hôtel-Dieu de Bordeaux
Lauréat (médaille d'or, 1864) de la Société des sciences de Lille
Lauréat (médaille d'argent, 1863 — médaille d'or, 1865) et membre correspondant
de la Société de médecine de Bordeaux

> ...... « Voilà que la génération actuelle des
> » malades a oublié, elle aussi, les prodigieuses
> » ressources de l'hygiène thérapeutique, et qu'elle
> » ne nous permet plus, sous peine de discrédit,
> » ou à charge de partager nos succès avec la na-
> » ture, de guérir sans médicamenter à outrance. »

FONSSAGRIVES, *Hygiène alimentaire*,
Introduction, p. XI.

PARIS

J.-B. BAILLIÈRE ET FILS

LIBRAIRES DE L'ACADÉMIE IMPÉRIALE DE MÉDECINE
rue Hautefeuille, 19

LONDRES	NEW-YORK	MADRID
HIPPOLYTE BAILLIÈRE	BAILLIÈRE BROTHERS	C. BAILLY-BAILLIÈRE

BORDEAUX : CHAUMAS, FÉREL, SAUVAT

MDCCCLXVII

1867

DE

L'ENTRAINEMENT

CHEZ L'HOMME

AU POINT DE VUE

PHYSIOLOGIQUE, PROPHYLACTIQUE ET CURATIF.

INTRODUCTION

C'est un fait incontestable, et qui a bien souvent éveillé l'attention des savants, que la merveilleuse facilité avec laquelle chacun des êtres de l'échelle organique, depuis la plante la plus infime jusqu'à l'homme lui-même, subit l'influence des milieux où il est appelé à vivre: leur empreinte s'y imprime en caractères parfois ineffaçables, et la race qui naîtra d'eux portera souvent pendant de longues générations la trace de ces puissants modificateurs. Prenons-nous ceux-ci dans leur sens le plus large et le plus étendu, nous verrons l'homme, appelé à vivre dans la société de ses semblables, obéir presque fatalement à cette loi de la vie, et devenir tour à tour un scélérat ou un honnête homme, un ignorant ou un savant. Bornons-nous cette étude à l'action des agents extérieurs, nous déduirons encore de l'observation journalière ce principe merveilleux : « L'organisation, une et identique dans son essence, se modifie d'une manière remarquable sous l'influence du mélange et du croisement des races, des agents extérieurs, du régime, de la civilisation [1]. »

Considérons tout d'abord le règne végétal ; nulle part ne se manifeste avec plus d'éclat cette influence modificatrice. Sous la main de l'homme, qui mesure à la plante air, lumière, nourriture, la fleur change de forme ou de couleur, le fruit sauvage et acide devient savoureux ; tel arbuste nain, soigneusement préparé par la curieuse opération du *pincement*, double ou triple le nombre de ses produits. Bien plus, on pourra, à volonté, supprimer plusieurs organes. « Si l'on offre au végétal, dit Liebig [2], l'acide carbonique et toutes les matières dont il a besoin, hormis l'azote, il produira des feuilles, mais point de graines ; du sucre et de la fécule, mais point de gluten. »

Parlerons-nous de la taille, si importante au point de vue de nos vignobles, dont elle multiplie la richesse ; au point de vue de nos arbres de constructions, dont elle hâte et régularise l'accroissement ?

Citerons-nous encore la puissance des engrais qui doivent alimenter la jeune plante, et l'énorme volume acquis par quelques fruits journellement arrosés de purin ? Ne sait-on pas, enfin, qu'une fleur privée de lumière pâlit, s'étiole et meurt ? — Ces faits, que nous pourrions facilement multiplier, suffisent pour démontrer ce que nous venons d'avancer.

Si maintenant nous passons au règne animal, nous constatons avec la même facilité les modifications apportées à l'organisme tout entier, ou à une de ses parties, par les agents extérieurs.

On connaît les curieuses expériences de Ch. Bonnet sur la régénération des parties perdues chez les vers de terre ; celles non moins intéressantes de M. Edwards [3] sur les tétards : privés

---

[1] Codet (J.-B.), *de l'Influence du régime sur l'organisation animale*. Thèse de Paris, 1854, n° 313.

[2] Justus Liebig, *Traité de chimie organique*. Introduction.

[3] W. Edvards, *de l'Influence des agents physiques sur la vie*. Paris, 1824.

d'air et de lumière, ils ne subirent jamais de métamorphose, mais acquirent un remarquable accroissement. La chaleur artificielle à laquelle on soumet les œufs de poule destinés à être couvés permet de développer plus ou moins telle ou telle partie de l'oiseau.

Les abeilles, même dans l'état de liberté absolue, subissent l'influence de leur mode d'habitation et de leur alimentation. « Les larves destinées à devenir des femelles ne parviennent pas toutes à cet état parfait, écrit M. Dumas[1] : il y en a qui restent neutres; les autres acquièrent encore tous les attributs de leur sexe. Celles-ci sont logées dans des cellules plus larges et bien différentes de celles des autres : là, les neutres prennent un soin tout particulier de ces larves; la pâtée qu'ils leur donnent est de tout autre nature, elle a beaucoup plus d'odeur, elle est aussi douée d'une autre saveur; enfin elle est distribuée à ces larves d'élite avec une sorte de profusion. Voilà le genre d'alimentation qui fait de ces larves des reines puissantes et très-fécondes. Une preuve irrécusable que le régime seul peut produire cette perfection dans les organes génitaux de la larve, c'est que si, par accident, les larves des reines périssent dans la ruche, les ouvrières peuvent réparer cette perte en agrandissant les cellules de deux ou trois larves, et en leur apportant la nourriture royale.» Ce fait singulier a également été constaté chez les fourmis.

Il ne faut donc pas s'étonner, en présence des curieux phénomènes que fournit la nature, en présence surtout des résultats plus curieux encore des expériences tentées par l'homme, que ce roi de la création ait cherché, lui aussi, à modifier, au gré de son caprice ou de ses besoins, les êtres nombreux soumis à sa puissance. « Qu'on donne à l'homme une créature vivante, il la modifie, il la pétrit à son gré ; il a transformé en quelque sorte les animaux qu'il s'est soumis. Chez ceux-ci, qu'il destine à sa table, il a amoindri le poids relatif du squelette, diminué la tête, raccourci les membres et démesurément amplifié les masses charnues et succulentes que la digestion élaborera. Chez ceux-là, dont il utilise la vitesse,

---

[1] Dumas. *Dictionnaire des sciences naturelles*, art. *Abeille.*

il a élevé la taille, effilé les membres, élargi la poitrine et desséché les muscles [1]. »

Bien plus, pour assouvir une sauvage passion, on a dressé, préparé à la lutte certains animaux ; et le coq lui-même a été *entraîné* pour combattre. Alimentation choisie et prolongée, excitation réitérée des désirs genésiques par la vue de la femelle et le voisinage de rivaux sur lesquels il ne peut pourtant pas assouvir sa jalouse colère, exercices gradués dans l'enceinte où il vit : tel est, fort brièvement, le procédé usité pour cette singulière éducation. « Après dix jours de préparation, dit M. Royer-Collard [2], ces animaux sont amenés, comme on dit, au point de combat. Alors leur crête étincelle d'une belle couleur rouge ; leur col est épais, leurs yeux sont pleins de feu, la peau est parfaitement propre, le plumage luisant, les muscles durs et épais. Quatre coqs ainsi préparés ont été tués et ouverts. On a trouvé tous les organes abreuvés d'un sang vermeil, le cœur remarquablement gros et musculeux, et, bien que le corps ait augmenté de poids à la suite de l'entraînement, cependant la graisse avait disparu dans les viscères et dans toutes les parties internes. »

Nous constations tout à l'heure la possibilité de développer dans le règne végétal certaines parties de la plante aux dépens des autres. Cette propriété, l'homme a trouvé le moyen de l'appliquer aux animaux domestiques. Dans le mouton, par exemple, tantôt il recherchera la laine, et tantôt la chair. Dans le dernier cas, « nourriture abondante et variée des mères durant l'allaitement, aussi prolongé que possible des agneaux après le sevrage, dans des pâturages cultivés et voisins de la bergerie, en même temps que dans celle-ci, où se distribuent les racines et les farineux, ainsi que les bons fourrages verts ou secs : en somme, alimentation copieuse et repos des fonctions de relation, réduction du parcours à sa plus simple expression, les animaux allant dehors plutôt pour

---

[1] P. Bérard, *Rapport sur l'enseignement de la gymnastique dans les lycées.* (Annales d'hygiène, 2ᵉ série, t. I, 1854).

[2] H. Royer-Collard, *Organoplastie hygiénique, ou Essai d'hygiène comparée sur les moyens de modifier artificiellement les formes vivantes par le régime.* (Mémoires de l'Académie de médecine, t. X, 1842).

.y respirer le grand air que pour y trouver leur nourriture,
voilà les conditions simples de l'application de la gymnastique méthodique aux troupeaux de moutons pour y faire
développer l'aptitude à la production de la viande, en d'autres
termes, pour hâter le développement individuel et faire atteindre plus tôt chaque sujet à un poids vif plus élevé.[1] » Le
problème à résoudre est-il la production de la laine, on va voir
que le procédé est aussi simple.

« On sait, en effet, qu'une des premières qualités à rechercher dans l'appréciation des toisons, c'est l'égalité du
diamètre du brin, d'où résultent la force et le nerf. Or cette
égalité suppose nécessairement une activité régulière de la
sécrétion, qui, dans l'état normal, ne peut résulter elle-même
que d'une uniformité constante de l'action nutritive[2]. » La
condition unique sera donc ici la *continuité* d'une alimentation copieuse et nutritive.

Le bœuf, dont l'utilité dans l'alimentation journalière est
encore moins contestable que la précédente, a donné lieu lui-
même à des procédés divers d'engraissement, d'éducation, pour
mieux dire, qui varient, suivant les pays, suivant la richesse
et l'abondance des pâturages. En France, et plus particulièrement dans le Charolais, la Nièvre et la Normandie, le jeune
animal est soumis à l'*embouche :* abandonné dans les pâturages
féconds de ces contrées, le bœuf absorbe d'autant plus de
nourriture qu'il fait plus d'exercice pour la chercher, et nous
verrons bientôt que c'est le principe fondamental de l'entraînement. La pauvreté du pays exclut-elle les produits des champs,
les animaux grandissent dans l'étable, soumis à l'*engraissement de pouture,* moins favorable que le précédent, car il
produit force graisse aux dépens du muscle, moins fort et
moins charnu. Enfin l'*engraissement mixte* appartient aux pâturages insuffisants.

Nous insistons sur ces détails oiseux en apparence, mais
qui portent avec eux leur enseignement. C'est en suivant ces
principes vulgaires, en en changeant l'application suivant

---

[1] André Sanson, *Applications de la zootechnie,* t. IV; Paris, 1886.
[2] *Id., loc. cit.,* p. 444.

l'époque de l'année, l'âge du sujet, sa race, en croisant les produits modifiés une première fois, qu'un simple fermier de la paroisse de Dishley a pu, il y a déjà un siècle, varier et modifier les animaux domestiques. Backwell[1], après lui les frères Colling, Wells, le duc d'Argyle, ont pu créer une race toute nouvelle, la race durham (*race bovine courte corne améliorée*), si remarquable à tous les points de vue. «Sa taille est moins élevée que dans l'ancienne ; les os, surtout ceux des extrémités, sont plus minces ; la tête est large dans la région du frontal et s'amincit vers le mufle ; le cou est raccourci, léger chez les femelles, épais chez les mâles ; l'épaule droite, épaisse, s'unit avec le cou presque sans aucune saillie des os ; la poitrine haute, profonde et large, descend parfois jusqu'aux genoux, se projette en avant, perpendiculairement au point d'attache du cou avec la tête, et produit entre les jambes un écartement tel, que certains animaux ont peine à marcher. Le garrot, doublé, forme avec le dos et les reins une surface droite, horizontale, qui, développée sur les côtés par la forte courbure des côtes et la dimension extraordinaire des hanches et du bassin, offre l'aspect d'une table en carré long. La masse du corps est profonde près de terre, la chair descend jusqu'aux genoux et aux jarrets. L'expression est impuissante pour donner une idée de cette conformation, si remarquable au point de vue de l'engraissement[2].»

Le cheval, enfin, sous l'influence de cette éducation raisonnée, développe au plus haut point les qualités qui lui sont propres : le cheval de selle, ceux d'attelage, de trait, ont chacun leur régime. Nous nous bornerons ici à l'étude rapide des modifications apportées par l'alimentation et l'exercice chez le cheval de course. Nous verrons bientôt que cette éducation, cet entraînement, puisqu'on l'appelle ainsi, n'est pas trop éloigné des procédés applicables à l'homme. C'est ce motif qui nous y fait insister quelque temps. Avec les auteurs du *Dictionnaire des sciences médicales et vétérinaires*[3], nous définirons l'entraî-

---

[1] *Revue britannique*, tome XXXII.

[2] G. Lefebvre-Sainte-Marie, *de la Race bovine courte corne améliorée, ite race de Durham ;* Paris, 1849.

[3] Raige-Delorme et H. Bouley, *Dictionnaire des sciences médicales et vétérinaires*, art. *Entraînement ;* Paris, 1863.

nement chez le cheval « une sorte de gymnastique d'origine anglaise, qui consiste à soumettre l'animal qui en est l'objet à une nourriture de plus en plus tonique, excitante et substantielle ; à un exercice de plus en plus rapide et prolongé, et à de véritables diaphorèses, ou excitations physiologiques de tout le système tégumentaire, triple moyen qui a pour résultat de dépouiller l'organisme du superflu, d'en raidir les ressorts en les condensant, afin d'obtenir, par une exagération de la *puissance* motrice, une réduction de la masse déplacée et la plus grande vitesse possible. »

Variable suivant les *entraîneurs*, l'éducation du cheval de course présente à considérer des détails qui se multiplient à l'infini. Nous nous bornons à indiquer les principaux.

Il s'en faut de beaucoup, tout d'abord, que le cheval soumis à cette gymnastique toute spéciale soit le premier venu : c'est toujours un animal choisi, et un animal de sang obtenu parfois par des croisements souvent répétés. C'est entre deux ou trois ans, jamais plus tôt, que débutent les pratiques de l'entraînement ; on a soin de n'y soumettre le jeune sujet que pendant la belle saison. On ne commencera jamais enfin sans l'avoir assujetti à un dressage préalable : « Dressage indispensable, dit M. Eug. Gayot[1], instruction élémentaire à laquelle il serait bien désirable qu'on soumît tous les produits des races moyennes, à l'imitation de ce qui a lieu pour ceux des races qualifiées de pur sang. Il est continué par une éducation plus sérieuse, plus large, plus élevée, laquelle emprunte ses moyens à une hygiène transcendante et aux leçons graduées d'une gymnastique habilement appliquée. »

Le logement du cheval entraîné a une grande importance. L'animal doit être seul et libre dans une box spacieuse, ou réuni à d'autres soumis à la même éducation gymnastique. Cependant « il est des chevaux qui ne veulent pas rester seuls et qui ne se nourrissent bien que dans la compagnie d'un second : il faut alors mettre près d'eux un autre animal, auquel on distribuera les fourrages aux mêmes heures, et que l'on ne

---

[1] Eug. Gayot, *Dict. prat. de médecine, de chirurgie et d'hygiène vétérinaires,* par H. Bouley et Reynal, art. *Entraînement* ; Paris, 1860.

sortira que pendant les absences des premiers[1].» — «Les chevaux qui ont de rudes travaux, dit encore Stonehenge [2], sont mieux en compagnie, et, par suite, devraient être, soit en stalles ordinaires, mais plus profondes, soit séparés par des planches hautes au plus de cinq ou six pieds et se terminant dans la partie supérieure par des barreaux de fer, de manière à leur laisser une société qui les dispense de l'ennui de l'emprisonnement solitaire. L'expérience démontre que, dans bien des cas, un cheval, qui aime la compagnie, prendra au moins un repas d'avoine de plus par jour en stalle qu'en liberté dans une box. Avec un cheval qui se nourrit peu, ceci est un point de grande importance, puisqu'il arrive souvent que l'entraînement dépend principalement de la quantité de grains qu'ils veulent manger. »

Il est essentiel que l'écurie ne présente pas d'ouverture au nord, mais à l'est et au sud seulement; que la lumière qui y pénètre soit assez diffuse pour assurer le repos de l'élève; enfin que l'on maintienne la température intérieure entre 17 et 20 degrés. La fermeture des fenêtres et des portes, une litière choisie et abondante, enfin, au besoin, la conservation du fumier dans l'écurie, permettront d'arriver facilement à cette uniformité de température. Avons-nous besoin d'ajouter que, même pour renouveler l'air, on évitera une trop brusque variation dans cette atmosphère tempérée.

«C'est une maxime aussi vieille qu'Hippocrate lui-même que la nourriture doit être proportionnée aux fatigues, dit lord Apperley, bien connu dans le monde du sport sous le pseudonyme de Nemrod, et auquel on doit de curieuses lettres sur l'éducation du cheval de chasse [3]. La diététique est donc le point le plus essentiel à considérer dans la mise et l'entretien en condition [4] du cheval; car, de même que l'évacuation est la cure, de même la réplétion est la cause de la

---

[1] Eug. Gayot, *Dict. prat. de médecine, de chirurgie et d'hygiène vétérinaires,* par H. Bouley et Raynal, p. 116, art. *Entraînement;* Paris, 1860.

[2] Stonehenge, *Manual of the sport;* Londres, 1856.

[3] Nemrod (lord Apperley), *Sporting Magazine;* 1822-1828, Londres. — *Remarques sur la condition des Hunters,* trad. Guyton; Paris, 1862.

[4] *Condition* et *training* (entraînement) sont employés dans le même sens en anglais.

maladie. Les chevaux à l'état de nature sont sujets à peu de désordres. On a observé, d'une manière poétique, « qu'ils ne » contractent pas de maladies par des plaisirs hors de saison » ou des jouissances désordonnées : l'eau pure est leur boisson, » l'herbe simple leur nourriture ; les soucis ne troublent point » leur sommeil, la passion n'irrite point leur repos. » Les différents services auxquels nous les appliquons sont en désaccord avec cet état tempéré et naturel ; c'est seulement par un exercice constant et le recours parfois à la médecine que nous pouvons conserver leur santé dans des circonstances aussi modifiées. »

La nourriture sera donc choisie, préparée, administrée même avec un soin extrême. L'avoine, qui forme la base de la ration journalière, est donnée dans la proportion de 12 à 20 litres en quatre repas par vingt-quatre heures ; la ration de foin, de 2 à 4 kilog., est répartie comme l'avoine en trois ou quatre repas ; la boisson elle-même leur est ménagée suivant leur tempérament. « Les gros mangeurs, les chevaux de grosse complexion, comme disent les Anglais, ne doivent être abreuvés qu'avec ménagement, et on ne leur présente à boire que lorsqu'ils ne sont plus sous l'influence des causes qui irritent la soif. Les animaux délicats et d'une nature opposée doivent être abreuvés dans les circonstances contraires, afin de leur faire ingérer une quantité d'eau supérieure à celle qu'ils prendraient sans ces précautions : aux premiers, on ne donne tout juste que ce qui est nécessaire pour prévenir toute souffrance ; on excite les autres à boire assez abondamment pour que toutes les fonctions de la vie s'exécutent plus largement. Plus les chevaux boivent, et mieux ils se nourrissent[1]. »

Un cheval de course a besoin, pour son entraînement, de vêtements et de couvertures, dont le nombre et l'épaisseur varient suivant sa constitution, suivant la température, suivant la nature du travail, suivant l'époque plus ou moins avancée de son éducation : camails, guêtres, genouillères, couvertures de forme et de poids divers sont journellement employés pour les exercices. Au repos même, le cheval doit être vêtu, et

---

[1] Eug. Gayot, *loc. cit.*, p. 115.

Nemrod recommande de ne le laisser jamais sans deux couvertures [1]. Des selles et des harnais de poids divers complètent l'arsenal d'un bon entraîneur.

Nous arrivons enfin à ce qui constitue pour nos voisins l'entraînement proprement dit. On débute généralement par les purgatifs (aloès, savon médicinal, etc.). Notons toutefois que l'on a beaucoup abusé de ce moyen, et qu'un annotateur de Nemrod, Cornélius Tongue (Cécil)[2], ne craint pas de le condamner ouvertement, malgré la déférence qu'il professe pour l'illustre sportman.

Pour être juste, il faut reconnaître, avec M. Gayot[3], que les purgatifs administrés avec précaution sont un excellent moyen de préparation ; ils diminuent l'embonpoint du jeune sujet et provoquent divers phénomènes physiologiques : activité plus grande de la sécrétion intestinale, plus tard régularisation de la respiration et de la circulation, révulsion enfin qui diminue l'afflux sanguin vers la tête.

Les exercices doivent se faire sur des terrains unis, doux au pied, autant que possible sur un gazon élastique et sec ; au besoin même, suivant le procédé de Stonehenge[4], on établira une piste artificielle en couvrant le terrain, soit de vieille litière, soit de tan, plus élastique et plus commode au pied du cheval que la paille. On ne saurait, en effet, avoir trop de ménagements pour arriver à un bon résultat ; c'est en usant de précautions continuelles, en allant pour ainsi dire pas à pas, que l'on touchera au but désiré. Ce principe est surtout de règle dans les exercices ; et un praticien intelligent ne passera aux travaux qui exigent un plus grand déploiement de forces que lorsque l'habitude aura rendu faciles à l'élève ceux qui en demandaient moins.

La *suée*, véritable gymnastique, varie suivant les entraîneurs, et aussi suivant l'allure que l'on veut donner au cheval. Ce sont des courses plus ou moins rapides, plus ou moins prolongées. Voici le procédé le plus habituellement usité. Le

---

[1] *Loc. cit.*, p. 140.
[2] *Ibid.*, p. 198.
[3] *Loc. cit.*, p. 125-126.
[4] *Loc. cit.*, p. 75.

jeune cheval, vêtu de ses couvertures, harnaché, avec son cavalier en selle, est conduit sur la piste préparée, et marche au pas pendant quinze, vingt, vingt-cinq minutes; on le lance au galop deux ou trois minutes; il reprend sa première allure pendant un quart d'heure et termine par un second temps de galop, de dix minutes environ. Conduit aussitôt dans un local parfaitement abrité de tout courant d'air, il est recouvert encore de nouvelles couvertures. Ce n'est qu'au bout d'un quart d'heure qu'on l'en dépouille pour l'essuyer avec soin, le bouchonner avec des tampons de flanelle, aussi rapidement que possible. Revêtu de nouveau de son vêtement de suée, il fait un temps court et rapide de galop, une marche au pas d'un quart d'heure, et rentre à l'écurie. C'est là que se termine la suée : on le lave à l'eau chaude, on l'essuie, on fait subir à chacun de ses membres une sorte de massage, et on entoure chacune de ses jambes de bandes de flanelle exactement appliquées. On ne saurait trop insister sur ce pansage du cheval; c'est peut-être la pratique la plus utile de l'entraînement. Un pansage méthodique et régulier stimule les téguments (nous dirons bientôt la valeur de cette stimulation, même chez l'homme); la circulation se fait avec plus de facilité; le retentissement qu'il produit sur les organes internes, l'élasticité qu'il donne au poumon, l'énergie musculaire qu'il réveille, tout parle en faveur de cette utile pratique.

Tel est le premier exercice sudorifique ; si maintenant on varie l'étendue et la rapidité des courses, le nombre et le poids des vêtements, on aura entre les mains un modificateur puissant, dont les effets se feront bientôt sentir. Un entraînement complet exige trois périodes de deux mois environ. Les saisons, l'époque où le sujet est mis en condition, la vigueur et les qualités diverses de l'élève, sont autant de circonstances que l'on aura à consulter ; mais, au bout de la dernière période, on peut constater avec surprise que la vigueur de l'animal est décuplée, sa santé plus robuste, son énergie, sa résistance à la fatigue accrue dans une proportion presque incroyable. Cette éducation graduée a préparé le jeune sujet pour la course de vitesse, mieux que ne l'aurait fait l'habitude; il passionnera un jour tout un peuple, surtout si on l'appelle *Gladiateur* ou *Fille-de-l'Air*.

Nous nous sommes étendu avec complaisance sur ces détails de l'entraînement du cheval ; qu'on nous le pardonne : nous tenions à constater, avant d'aller plus loin, les merveilleux effets exercés sur l'animal par quelques-uns des agents extérieurs. Les pratiques auxquelles on soumet le cheval se rapprochent trop, d'ailleurs, de celles auxquelles on soumet les hommes dans un pays voisin du nôtre, pour ne pas mériter de fixer un instant notre attention. Au point de vue même de la doctrine de l'entraînement, telle qu'elle a pu être analysée par les empiriques, il existe entre l'homme et le cheval un rapport constant. « Il y a un fait incontestable, écrit Stonehenge [1], c'est qu'aucun animal ne fait autant de progrès par suite de l'entraînement que l'homme. Aucun ne résiste avec avantage à une aussi longue et sévère préparation, et aucun ne montre à un plus haut degré la différence qu'il y a entre la condition et l'état naturel. Après l'homme vient, à cet égard, le cheval de pur sang, qui, assurément, montre cette qualité presque au même degré ; mais cependant l'avantage est encore du côté de l'homme, qui peut, sans inconvénient, supporter des épreuves répétées de ses forces jusqu'à la dernière limite.»

Et cependant, notons-le en passant, l'homme, victime de la civilisation, à laquelle il doit d'autre part tant de bienfaits, ne peut, comme la plante ou l'animal, faire appel, en vue de son bien-être, à tous les modificateurs dont nous usons si largement pour le développement des êtres soumis à notre empire. L'alimentation, l'exercice, les conditions atmosphériques, les influences morales, la génération : telles sont les divisions principales du régime. Essayons donc, s'il se peut, de soustraire l'homme sain ou malade à l'influence fatale de son moral ; faisons taire, s'il est possible, les pensées tumultueuses qui s'agitent en lui ; défendons-lui de penser, si nous ne voulons pas que son imagination, incessamment distraite par les mille préoccupations de la vie, exerce une influence parfois funeste sur l'état de ses organes.

Et la génération, qui modifie la race, comme les autres agents modifient l'individu, quel parti en pouvons-nous tirer

---

[1] *Loc. cit.*, p. 299.

en l'appliquant à l'homme ? Moralistes , médecins, philo-
sophes, crient à l'envi chaque jour contre les dépravations
quotidiennes et incessantes des unions les plus disparates , et
chaque jour le phthisique transmet à l'héritier de son nom
l'héritage de son infirmité ; le cancéreux greffe , sur une tige
bientôt sans vigueur, l'affreuse maladie qui le ronge , et le
scrofuleux ne frémit pas en donnant le jour à un être fatalement destiné comme lui à une existence maladive, à une
mort précoce ou à une repoussante infirmité. Et lorsque, au
nom de l'humanité, on veut plaider cette grande cause , qui
est celle du genre humain , on crie à l'immoralité , on accuse
le médecin de confondre l'institution sacrée du mariage avec
le croisement des races animales...... Quel que soit le nom
que l'on veuille donner à ces préceptes de l'hygiène , nous
ne craignons pas d'affirmer, avec l'énergie qu'a développée
chez nous l'étude de cette question , que plus immorale encore
est l'insouciance ordinaire des familles dans la *préparation* du
mariage , et que l'union de deux êtres valétudinaires, basée
sur des considérations de fortune ou de convenance , est un
crime contre la famille et la race tout entière.

Les conditions atmosphériques, enfin , dont nous pouvons,
artificiellement au moins , atténuer les effets chez l'animal ,
agissent constamment chez l'homme , sans qu'il soit possible
de l'y soustraire avec facilité. Aux heureux de la vie , comme
on les appelle , appartient seul le droit de fuir un climat
désastreux ou un ciel inclément ; la grande généralité de nos
semblables naît, grandit et meurt sur le sol où l'attachent
les nécessités de la vie........ Ainsi l'influence des agents
qui doivent modifier la race ou l'individu, considérés d'une
manière générale, nous échappe en grande partie lorsque
nous les voulons appliquer à l'homme.

Consolons-nous , car il nous reste encore deux puissants
modificateurs: le régime alimentaire et l'exercice. Nous ne
craignons pas d'affirmer que , dans la grande majorité des
cas, l'alimentation et le mouvement permettront d'obtenir à
eux seuls, chez l'homme, les résultats admirables que la
génération , l'absence des émotions morales , les modificateurs
atmosphériques naturels ou artificiels, la nourriture et l'exercice, amènent chez les animaux. C'est là l'entraînement tel

que nous le comprenons, l'entraînement vraiment rationnel, le seul applicable d'une manière générale.

Voilà donc les deux facteurs auxquels nous ferons appel pour développer l'homme, pour prévenir ses maladies, pour en guérir *quelques-unes*, si l'on n'a pu les prévenir. Envisagée à ce point de vue, nous définirons cette méthode : une éducation physique basée sur l'alimentation et l'exercice combinés dans un rapport variable, suivant le tempérament et la constitution de l'individu, aussi bien que suivant le but que l'on se propose d'atteindre.

L'entraînement, ainsi compris, est-il une méthode nouvelle ? Non, assurément, et il n'est pas besoin de parcourir souvent les auteurs anciens pour se convaincre bientôt de la vérité de cette assertion.

La gymnastique, qui résume à elle seule tous les exercices du corps, est aussi ancienne que le monde; il n'est pas un médecin de l'antiquité qui n'en ait loué les bienfaits, et presque toujours le régime alimentaire est étudié avec soin dans le chapitre consacré à cet art, qui a fait la force du peuple grec et du peuple romain. Les détails mêmes que nous lisons, soit dans les historiens de ces deux nations, soit dans les traités médicaux de l'époque, ne laissent point le moindre doute à ce sujet. Est-ce à dire que les athlètes étaient *entraînés* comme les boxeurs anglais ? Non, évidemment; mais ils subissaient, le fait est incontestable, une véritable préparation. « La vie des athlètes, qu'Aristote appelle ἀναγκοφαγία, une nécessité de manger, était comme un engrais de bête, d'où venait qu'ils étaient si dépendants de leur régime que, s'ils le changeaient, ils tombaient souvent dans de fâcheuses maladies. On remarque de Milon Crotoniate, qui d'un coup de poing tua un taureau, qu'il le mangea le même jour, ce qui fait dire à Plaute : *Pugilicè et athleticè vivere*, vivre en athlète et en pugile, c'est-à-dire manger désordonnément.

Il est vrai, néanmoins, qu'ils s'abstenaient de certaines choses, et la raison pourquoi les athlètes voulaient être si gros et si gras, c'était afin d'accabler leurs adversaires de la pesanteur de leur corps ; aussi Tertullien les appelle-t-il *homines alteles*, hommes d'engrais. Les premiers athlètes, au rapport de saint Jean Chrysostôme et de Budée, vivaient fort sobrement.

Le matin, ils ne mangeaient que d'une sorte de pain sans levain, que les Grecs appelaient κολυφιον, et le soir ils mangeaient de la chair, mais grossière et rôtie. D'autres ajoutent qu'avant le temps de Pythagore ils ne mangeaient que des figues ; mais ce que les premiers et les derniers avaient de commun, c'est qu'ils étaient fort chastes et si attentifs à se conserver dans cet état, qu'ils se mettaient quelquefois des plaques de plomb sur les reins pendant la nuit, afin de se conserver les forces nécessaires pour la lutte ; en un mot, pour se rendre plus robustes, ils vivaient dans une abstinence générale des plaisirs. Saint Paul semble faire allusion à leur manière de vivre sobre et austère, lorsqu'il dit que les athlètes gardaient en toute chose une exacte tempérance : « *Qui in studio currunt ab omnibus abstinent.*» (I Corinth., cap. IX, v. 25 [1]). Ajoutons à ces détails que l'usage des frictions et des ablutions était fréquent ; à Sparte même, l'étuve sèche était employée, puisque les Romains l'avaient désignée sous le nom de *Laconicum.* Dans les jeux, il y avait toujours au service des athlètes des esclaves chargés d'exécuter un véritable massage ; on les trouve désignés sous le nom d'αλειϊλαι. Enfin on constate la présence continuelle de l'αθλιαρχα, ou commandant des *mastigophores,* chargés de surveiller les athlètes et d'exciter au besoin leur indolence. Nous ne voudrions pas pousser l'analogie jusqu'au paradoxe; mais il ne nous répugne pas de reconnaître dans ce personnage une sorte d'entraîneur qui a dressé des élèves avant de les présenter à la lutte, et qui surveille le résultat de ses efforts plus ou moins intelligents, plus ou moins rationnels. De tout ce qui précède nous tirerons facilement la conclusion que l'art athlétique touchait déjà à la décadence, lorsque Galien, dans l'admirable chapitre qui forme, pour ainsi dire, l'introduction de ses œuvres, gourmande si vertement les champions de ces luttes publiques[2]. Nous ne pouvons admettre, en effet, qu'il ait cédé à un sentiment de vengeance en écrivant ces pages, comme le voudrait un auteur du XVIe siècle : « Hippocras ny Galien, comme

---

[1] Moreri, *Grand Dictionnaire historique. Art. Athlète.* — Paris, MDCCXXV.
[2] Galien, *Exhortatio ad artium liberalium studia ;* œuvres traduites par Daremberg, t. I. — Paris, 1854-1857.

ie vous ay déjià dit, ny aultres phylosophes et médecins, n'ont point condamné en général les exercices , mais bien l'excez et perte de temps, la despense excessive et aultres abus qui se commettaient en chacune profession ; ce que nous pouvons veoir aysement et comprendre par leurs escrits, comme par aventure, nous pourrons demain discourir plus amplement et plus à propos. Et encore que l'on puisse dire que lorsque Galien escrivit tant d'iniurieuses paroles contre les athlètes , ce fut au temps qu'il se trouva mal disposé , pour s'estre gasté les iointures d'une espaule , ayant voulu faire du vaillant luicteur et soutenir avec ceux qui s'exerçaient aux lieux gymnastics ; veut que luy-mesme afferme que cela lui advint en l'an trentiesme de son aage, et ne se faut esmerveiller si, estant transporté de cholère , il avait ainsi escrit contre eux[1]. » Galien, en écrivant le chapitre auquel on fait allusion ici , avait oublié sans doute le précepte du maître [2] : « Fatigues, nourriture , boissons, sommeil, plaisirs de l'amour, que *tout* soit modéré. » On sait, d'ailleurs , qu'il consacre à l'étude de la gymnastique et du régime de nombreux chapitres, et qu'il les vante avec raison [3]. Comment peut-il en être autrement, puisque Galien s'inspire d'Hippocrate , pour lequel il professe la déférence la plus absolue. Or écoutons celui-ci : « Encore aujourd'hui , dit-il, ceux qui s'occupent de la gymnastique et du développement des forces ajoutent sans cesse quelque nouveau perfectionnement, cherchant, d'après la même méthode, quelles boissons et quels aliments digérés le mieux accroissent le plus les forces [4]. » — « Pour le dire sommairement, toutes les parties du corps, qui sont faites pour qu'on s'en serve , employées convenablement et au travail

---

[1] Tuccaro Archange *(trois dialogues du sieur). Le premier traite des exercices gymnastiques dont les anciens usaient, avec leur déclaration et distinction, et une dispute du blasme et de la louange du bal et de la danse,* etc. — Paris, 1599 (in-4°).

[2] Hippocrate, *OEuvres* ; traduction de Littré, t. V, *Epidémies*.— Paris, 1839-1861.

[3] Voyez *OEuvres de Galien : de Exercitio parvæ spheræ; de Sanitate tuendâ,* etc.

[4] Hippocrate, *OEuvres;* traduction de Littré, *de l'Ancienne Médecine,* t, I, p. 581.

auquel chacune d'elles a été habituée, sont saines, développées et tardives à vieillir ; inexercées et ténues dans le repos, elles sont maladives, mal développées et vieilles avant le temps[1].» — «Les gens qui se livrent à la gymnastique doivent en hiver et courir et lutter, en été peu lutter et ne pas courir, mais se promener beaucoup au frais. Ceux que la course fatigue doivent lutter ; ceux que la lutte fatigue, courir: c'est ainsi que, tout en s'exerçant, on peut le plus réchauffer, raffermir et reposer la partie qui se fatigue... Ces personnes prendront pour nourriture du pain très-cuit, émietté dans du vin ; la boisson sera aussi peu abondante et aussi peu trempée qu'il se pourra ; elles ne se promèneront pas après le manger. Pendant ce temps elles ne feront par jour qu'un repas ; de cette façon le ventre aura toujours plus de chaleur et triomphera des aliments ingérés[2].» Nous dirons bientôt que ce même auteur avait préconisé un véritable entraînement dans quelques maladies[3]. On sait tout le parti que les anciens ont tiré de la gymnastique ; la glorification de la force brutale avait un but politique, et était nécessaire à une époque où la loi du plus fort était la loi suprême. La législation de ces peuples anciens, en réglementant chaque acte de la vie civile, avait en vue l'intérêt de la race et du peuple tout entier. «Pour qu'ils pussent avoir des armes plus pesantes que celles des autres hommes, il fallait qu'ils se rendissent plus qu'hommes, dit Montesquieu[4] en parlant des Romains ; c'est ce qu'ils firent par un travail continuel, qui augmentait leurs forces, et par des exercices, qui leur donnaient de l'adresse, laquelle n'est autre chose qu'une juste dispensation des forces que l'on a.

Nous remarquons aujourd'hui que nos armées périssent beaucoup par le travail immodéré des soldats ; cependant c'était par un travail immense que les Romains se conservaient. La raison en est, je crois, que leurs fatigues étaient continuelles, au lieu que nos soldats passent sans cesse d'un

---

[1] Hippocrate, *Œuvres : des Articulations*, t. IV, p. 255.
[2] *Id. Du Régime salutaire*, t. VI, p. 83.
[3] *Id. Du Régime salutaire*, t. VI, p. 77.
[4] Montesquieu, *Grandeur et décadence des Romains*.

travail extrême à une extrême oisiveté, ce qui est la chose du monde la plus propre à les faire périr.

Ce n'était pas seulement dans le camp qu'était l'école militaire, il y avait dans la ville un lieu où les citoyens allaient s'exercer (c'était le champ de Mars). Après le travail, ils se jetaient dans le Tibre pour s'entretenir dans l'habitude de nager et nettoyer la poussière et la sueur.

Ceux qui critiquent Homère de ce qu'il relève ordinairement dans ses héros la force, l'adresse ou l'agilité du corps, devraient trouver Salluste bien ridicule, qui loue Pompée « de ce qu'il courait, sautait et portait un fardeau aussi bien qu'un homme de son temps. »

La société antique avait, à ce sujet, un grand avantage sur nous, et instinctivement avait cherché à développer chacun de ses membres par une éducation physique appropriée. « Si les effets du régime fournirent les premières observations, l'instinct de la conservation et l'expérience ne tardèrent pas à révéler à l'homme l'utilité et les règles d'exercices divers, et, tout en fortifiant le corps, il reconnut à l'exercice la puissance de fortifier le courage en présence du danger. Il en conclut même, en s'appuyant de l'idée de Lémary, que le perfectionnement que l'éducation physique et morale nous communique ne s'arrête point aux individus, ne s'éteint pas avec eux : il se transmet par la génération, se continue dans les races, et l'on ne peut prévoir jusqu'où s'étendrait ce perfectionnement progressif [1]. » Aussi voyons-nous tous les hommes célèbres de l'antiquité s'exercer avec ardeur à la lutte et à la gymnastique. Socrate ne se contenta pas de vanter cette éducation physique, il y prit part lui-même ; Thémistocle, Alcibiade, Périclès, furent aussi habiles athlètes que disciples savants de l'Académie; il n'est pas jusqu'à Phryné, à Sapho, à Aspasie, qui n'aient dû à cette méthode la perfection de leur beauté, comparable seulement à l'exquise culture de leur esprit. On voit par ces quelques réminiscences que la gymnastique antique prêta son concours à tous les hommes. Sous le nom de gymnastique athlétique, elle excita, comme nous l'avons dit, les colères de Galien et

---

[1] Foissac (P.), *de la Gymnastique des anciens comparée avec celle des modernes, sous le rapport de l'hygiène.* Thèse de concours. Paris, 1838.

d'Hippocrate ; Platon lui-même en blâme les excès[1]. La gymnastique militaire, comme on l'a appelée, formait les citoyens en vue de servir leur pays ; nous la nommerions plutôt gymnastique civile, puisqu'elle embrassait tous les âges et tous les sexes. Nous avons déjà indiqué enfin la gymnastique médicale, qui suit les deux autres pas à pas, mais s'écarte avec bonheur des excès de la première ; les leçons de la diététique lui sont parfois d'un secours favorable.

Hérodicus, contemporain d'Hippocrate, est le premier médecin qui paraisse avoir appliqué l'exercice à l'art de guérir. Guéri lui-même par cette méthode, il consacra son expérience personnelle et une existence longtemps prolongée au traitement des maladies ; c'était pour lui une profession, puisque, au dire d'Aristote, il se faisait payer. Tout le monde connaît les reproches qui lui furent adressés par Hippocrate, au sujet des fébricitants ; cette citation est devenue banale, tant elle a été répétée[2]. Polybe, gendre et élève d'Hippocrate ; Dioclès, Praxagore, Philotime, adoptent les idées du maître et les développent. Erasistrate (300 ans avant J.-C.), médecin de Seleucus Nicator et fondateur de la secte des méthodistes, préconise à son tour le précieux traitement, et ses élèves continuèrent de le mettre en usage jusqu'à l'époque de Galien. L'anatomiste Hérophile, vers le même temps (Alexandrie) ; plus tard, Asclépiade, de Bithynie, qui transporta dans la médecine le système atomistique de Démocrite et d'Epicure[3] ; Titus Anfidius, son élève ; Thémison (à Laodicée), se transmettent successivement l'héritage du maître. Musa, affranchi d'Auguste, vivait à la même époque que ce dernier. Grec d'origine, il n'est pas impossible qu'il ait appris de lui les doctrines hippocratiques, dont il appliqua heureusement les préceptes en faveur de son maître, atteint d'une maladie articulaire. On pourrait voir en lui facilement un précurseur de Priesnitz, si l'on se rappelle qu'il préconisa et employa avec succès l'eau froide en affusions et l'exercice.

Nous sommes au premier siècle de l'ère chrétienne ; c'est

---

[1] Platon, *Œuvres*, t. I. *République*, liv. III. Paris, 1845.
[2] *Herodicus febricitantes interficiebat*, etc.
[3] Voyez Legay (F.-J.-A.). Thèse de Montpellier, 1834, n° 32.

cette époque fatale aux Romains, époque de décadence et de dégradation, qui entraînera bientôt leur ruine : la vie voluptueuse qu'ils mènent, la mollesse, où ils languissent, leur font bien vite oublier les recommandations pressantes de Pline l'Ancien (an 23), de Pline le Jeune (37), de Celse, d'Arétée (91), etc., que nous voyons à Rome à cette époque, et dont les prescriptions hygiéniques ne sont plus écoutées. C'est ici le lieu de faire remarquer une fois de plus le rapport intime qui existe entre l'alimentation et l'exercice, de rappeler que ces deux modificateurs de l'organisme se confondent dans les écrits des grands médecins dont nous citons les noms. Le peuple-roi n'est plus ce peuple endurci aux fatigues de la guerre, habitué aux jeux du champ de Mars, à la frugale nourriture des premiers siècles. Entraînés par une gloutonnerie dégradante, les Romains méritent à coup sûr les injures ou les invectives de Galien aux athlètes. En voyant cet abus de l'alimentation, et la mollesse qu'elle amène fatalement chez cette nation déjà abâtardie, ne peut-on pas se demander si les naturalistes, qui attribuent une influence fatale de la nourriture sur le moral de l'homme, n'ont pas un peu raison?

« Que dire au point de vue de l'hygiène, écrit avec une légitime indignation M. Saucerotte[1], de ce mélange confus de substances et d'ingrédients indigestes ; de l'habitude de ne faire qu'un repas, nécessairement très-copieux (*cœna*), à la fin du jour ? Que dire de ces festins pantagruéliques où se succédaient une telle quantité de mets, que le nombre des services pouvait dépasser vingt, et que, pour y faire honneur, les convives n'avaient d'autre ressource que la dégoûtante et funeste pratique du syrmaïsme ?...

Enfin, au point de vue de la dignité humaine, quel dégradant spectacle que celui de cette gloutonnerie, demandant à d'aussi ignobles procédés la satisfaction de ses insatiables convoitises ! Quel oubli de tous les devoirs que cette dilapidation des richesses héréditaires, dans cette saturnale de la gastronomie, où un Apicius engouffrait plus de vingt-six millions ; où un seul repas pouvait coûter sept à huit cent mille francs ! Que

[1] *Essai sur le régime aliment. des anciens. (Union médicale,* 1859 et 1860).

penser d'une société où l'extravagance dans la gourmandise devenait un moyen de célébrité ; où l'on décernait des *prix* aux plus intrépides consommateurs ; où le cuisinier devenait un des personnages importants de l'État ; où, en un mot, perdant la mesure et le caractère délicat qu'elle conserve chez les nations policées..., *est modus in rebus,* la gastronomie était passée à l'état de maladie mentale, ou de *gastromanie endémique?* Car le physiologiste pourrait-il donner un autre nom aux excès dont la Ville éternelle fut alors le théâtre ? Tous, sans doute, ne s'en rendaient pas coupables : l'énergique indignation des Sénèque et des Juvénal l'atteste suffisamment. C'était pourtant la tête de la société romaine qui donnait ce triste spectale ; et « l'on a honte pour la nature humaine, dit un éloquent écrivain [1], en voyant comment une immense prospérité peut dégrader de grands caractères, abaisser des esprits supérieurs, les mener jusqu'à la folie. »

Les médecins cependant continuent leur œuvre : c'est Hérodote, médecin de Trajan ; puis Galien (191), puis Oribase, qui éclaire le cinquième siècle des reflets de son génie ; c'est Aétius, qui lui succède bientôt à Constantinople, où fut l'école d'Oribase, auquel il ne restera pas inférieur ; c'est Paul d'Egine, si cher aux Arabes, et dont les œuvres, savante paraphrase en quelque sorte de celles de Galien (au moins pour les préceptes de la diététique), soulèvent encore après treize siècles l'admiration du lecteur. Qu'il nous soit permis au moins d'indiquer ici les chapitres consacrés par lui aux exercices : *de Exercitationum Generibus,* — *de Exercitatione,* — *de Generibus frictionum* [2], ce dernier consacré plus particulièrement aux soins de la peau après l'exercice.

On sait quelle a été l'influence exercée par Galien sur la médecine arabe. Ce fait seul explique comment, après une lacune de plus d'un siècle, nous retrouvons les doctrines hippocratiques dans les écrits de Rhazés (Bagdad et Raï, 923). Avicenne, à la fin du dixième siècle, les préconise encore à

---

[1] M. Dézobry.

[2] *Pauli Ægineti opus de re medicá, nunc primum integrum latinitate donatum per Joannem Guinterium Audernarum, doctorem medicum.* Cap. XVI, XVII, XVIII. Parisiis, 1532.

Hamadan ; Averrhoés s'en fait à son tour le promoteur à Cordoue, jusqu'au moment où, la vieille Europe bouleversée de nouveau par des guerres incessantes, la science n'aura plus d'autre refuge que les cloîtres : l'Ecole bénédictine de Salerne en fera alors la base de son célèbre enseignement, et pourra seule les préserver de l'oubli.

C'est en vain, en effet, que la chevalerie met en honneur les tournois, les luttes, les combats ; que les jeunes gens destinés à la guerre s'exercent dès l'enfance à supporter les fatigues[1] : bientôt ces exercices mêmes ne seront plus usités. La découverte de l'artillerie, à la fin du quatorzième siècle, vient bouleverser les idées acquises ; l'affranchissement des communes sous Louis XI lui porte un coup mortel ; puis vient enfin la Renaissance : avec elle meurt la force brutale, et l'homme, emporté déjà par un nouveau cours d'idées, juge

---

[1] « Veut-on savoir par quels exercices la jeunesse endurcie à la peine et à la fatigue apprenait à supporter les travaux de la guerre et les loisirs de la paix, écoutons un de nos historiens décrivant l'éducation de ce brave Boucicaut, qui, à vingt-cinq ans, fut maréchal de France : « Maintenant il s'essayait à saillir sur un coursier tout armé; puis autrefois courait et allait longuement à pied pour s'accoutumer à avoir longue haleine, et souffrir longuement travail; autrefois il férissait d'une coignée ou d'un mail grande pièce et grandement. Pour bien se duire au harnais, et endurcir ses bras et ses mains à longuement férir, et pour qu'il s'accoustumât à légèrement lever ses bras, il faisait la soubresaut, armé de toute pièce, fors le bassinet; et en dansant le faisait armé d'une cotte d'acier ; saillait, sans mettre le pied à l'étrier, sur un coursier, armé de toutes pièces ; à un grand homme monté sur un grand cheval, saillait de derrière, à chevauchon sur les épaules, en prenant ledit homme par la manche à une main, sans aultre avantage. En mettant une main sur l'arçon de la selle d'un grand coursier, et l'autre auprès les oreilles, le prenait sur les crins, en pleine terre, et saillait par entre ses bras, de l'autre part du coursier... Si deux parois de plâtre fussent à une brasse l'un près de l'autre, qui fussent de la hauteur d'une tour, à force de bras et de jambes, montait tout au plus haut, sans choir au monter ni au dévaloir. Item il montait au revers d'une grande eschelle dressée contre un mur, tant au plus haut, sans toucher des pieds, mais seulement sautant des deux mains ensemble, d'échelon en échelon, armé d'une cotte d'acier ; et, ostée la cotte, à une main sans plus montait plusieurs échelons. Quand il était au logis, s'essayait avec les aultres écuyers à jeter la lance, ou aultres essais de guerre, ni ja i ne cessat. » Paimparey (M. E. G.), *Essai sur les avantages de la gymnastique*. Thèse de Paris, 1830, n° 24.

l'éducation physique avec une indifférence coupable. En vain quelques rares champions parlent-ils pour sa défense ; ils ne seront pas écoutés. Nous avons nommé Tuccaro et son livre curieux ; nommons encore Mercurialis[1] et son étude si pleine d'intérêt sur les anciens, dont il condamne, lui aussi, les excès dans l'alimentation ; nommons Champier[2], Gazzi[3], Fusch[4], Du Choul[5], Amb. Paré[6], Paullini[7]; nommons surtout Hoffman[8], qui eût réveillé ce goût des exercices du corps chez les peuples lancés dans une nouvelle voie, si cela eût été possible.

Ce que n'avaient pu faire les efforts réunis de tant d'illustres savants, le temps le fit enfin, et la fin du siècle dernier vit créer de nombreux établissements destinés à l'enseignement de la gymnastique : Salzmann en Saxe, Ling à Stockholm, Pestalozzi, Fellemberg, plus tard Clias et Amoros, cherchèrent à rendre populaire cet enseignement[9].

Constatons-le avec regret, l'enthousiasme n'a pas été de longue durée, et il s'en faut de beaucoup que l'on ait obtenu le résultat cherché. Ajoutons encore que le rapport constant que nous avons constaté chez les anciens, entre l'exercice et l'alimentation, n'existe pas au temps moderne. Nous avons la gymnastique, nous n'avons pas l'entraînement.

Et pourtant, dirons-nous avec sir John Sinclair[10]: « Je

---

[1] Mercurialis, *de Arte gymnasticâ libri sex*. Venetiis, 1587.

[2] *Rosa gallica*, 1512,

[3] *Florida corona*, 1514.

[4] *De Motu et Quiete*, 1565.

[5] *Discours des bains et antiques exercitations grecques et romaines*, 1567.

[6] 1575. Edit. Malgaigne ; Paris, 1840, chap XV.

[7] *Flagellum salutatis*, 1692.

[8] *Fred. Hoffmani opera omnia physica-medica, passim*. Genève, 1740.

[9] N'oublions pas de rappeler, pour compléter ce léger aperçu historique, qu'en Chine, 2698 ans avant notre ère, on usait déjà largement de la gymnastique médicale. Le Kong-Fou, comme on l'appelle encore, consiste principalement en deux choses : dans la posture (positions et attitudes) et dans la manière de respirer. (*Extrait des Mémoires concernant l'histoire, les sciences, les arts, les mœurs, les usages, etc., des Chinois*, par les missionnaires de Pékin. Paris, 1779.)

[10] Sir John Sinclair. *Elements of the hygiène*. Londres, 1805.

demande s'il ne vaudrait pas la peine de rechercher les moyens
de tirer parti, pour l'éducation de notre jeunesse, pour celle de
nos soldats, et même pour la guérison de plusieurs maladies,
de ce qu'une expérience de tous les jours nous apprend sur les
effets étonnants de cette méthode, qui est, à peu de chose près,
la même que celle des anciens, mais, à ce qu'il paraît, bien
perfectionnée. »

Résumer les résultats admirables de ce curieux procédé de
perfectionnement et de traitement, tracer quelques règles
pour son exécution, en nous appuyant toujours, autant que
possible, sur l'expérience des maîtres et les enseignements
de l'hygiène : tel est le but que nous nous proposons dans ce
travail. Après avoir analysé les méthodes d'entraînement
usitées encore aujourd'hui chez nos voisins d'outre-Manche, et
dont H. Royer-Collard et Bouchardat ont été les précieux
vulgarisateurs, nous demanderons à la physiologie de nous
éclairer sur la valeur et les effets de cette éducation. Nous
essayerons alors d'appliquer les conséquences que nous pourrons en déduire à la prophylaxie des maladies ; nous nous
demanderons enfin si cette même méthode ne pourra pas
devenir, dans certains cas, un moyen thérapeutique précieux :
physiologie, prophylaxie, thérapeutique, telles seront donc les
trois divisions de cette étude.

Effrayé d'une pareille tâche, nous avons fait appel à l'expérience de tous ceux qui nous ont devancé, et nous n'avons
pas cru devoir épargner les citations. Dans un travail de ce
genre, une opinion particulière est de peu de valeur ; appuyée
de la parole des maîtres, elle leur emprunte une autorité
réelle. « C'est l'expérience des autres qui doit nous instruire,
leur pensée nous éclairer, leurs ailes nous porter avant que
nous puissions être inventeurs [1]. » — « Nous sommes comme
l'enfant qui est sur le col du géant, dit Ambroise Paré [2], dans
son style imagé, c'est-à-dire que par les écrits des anciens
nous voyons ce qu'ils ont veu, et pouvons encore veoir et en-
tendre davantage. »

Puissent ceux qui nous liront ne pas demeurer convaincus
que nous avons été sourd et aveugle !

[1] Zimmermann, *Traité de l'expérience en médecine*, t, I.
[2] Ambroise Paré, *OEuvres complètes*, t. I. Paris, 1840.

PREMIÈRE PARTIE

De l'Entraînement au point de vue physiologique

« Faut-il s'étonner des résultats de l'entraînement ?.... Il faut s'étonner plutôt de notre éton-
nement et de ce que cette pratique si rationnelle
nous semble quelque chose de bizarre et d'incroyable. »

H. ROYER-COLLARD, *Organoplastie hygiénique*. — (Mémoires de l'Académie de
médecine, t. X.)

CHAPITRE Ier. — *De l'Entraînement en Angleterre*

Entraînement des pugilistes. — Historique. — Régime alimentaire. —
Exercice. — Soins de la peau. — Pratiques diverses. — Influences
morales. — Résultats. — Entraînement des jockeys. — Entraînement
des coureurs. — Entraînement des plongeurs.

On sait combien sont chères à nos philanthropes voisins ces
luttes à outrance dans lesquelles deux champions se labourent
de coups de poing le visage et la poitrine : luttes sauvages,
indignes d'un peuple civilisé, et pourtant tellement passées
dans les mœurs anglaises, que ce terrible jeu est aujour-
d'hui indispensable , non pas au peuple seulement , mais
surtout encore à l'aristocratie du Royaume-Uni. L'éducation
d'un jeune lord ne sera pas complète s'il n'est capable de
défigurer suffisamment un adversaire en champ clos. Byron
est peut-être aujourd'hui plus célèbre au delà de la Manche
par le souvenir de son poing de fer que par celui du génie
qui créa *Child-Harold* et *Manfred;* et lord Henry Seymour,
lorsqu'il donnait à Royer-Collard des détails si curieux sur
l'entraînement des pugilistes, faisait plus appel à son expérience

personnelle qu'à sa mémoire. Bien plus, des journaux scientifiques sérieux ne craignent pas d'applaudir à cette déplorable manie, de rehausser le hideux métier de boxeur, de vanter le respect avec lequel s'exécutent les lois du combat; ils vont même jusqu'à constater que ces exercices sont d'une influence favorable sur la moralisation du peuple[1].

Les pugilistes sont donc tantôt des mercenaires, tantôt des amateurs jaloux de montrer en public leur force et leur talent. Les uns et les autres sont soumis, avant de débuter sur l'arène, à une éducation graduée et prolongée, indispensable même à l'homme le plus fort et le plus robuste. « Il est aussi difficile d'entreprendre une course avec un cheval mal sellé, lisons-nous dans un curieux ouvrage auquel nous emprunterons la plupart des détails sur l'entraînement[2], de faire courir un levrier une demi-heure après lui avoir donné à manger, de construire une digue dans le détroit de Gibraltar avec des pains à cacheter, que d'entrer dans la lice sans éducation. »

Ce fut, dit-on, vers 1743 qu'un certain Jack Brougton mit le premier l'entraînement en pratique. Il possédait à Londres un amphithéâtre spacieux, et ce fut là qu'on rédigea, pour la première fois, les règles applicables au *franc jeu.* Mendoza lui succéda en 1780, et garda le premier rang comme pugiliste et comme entraîneur, jusqu'au moment où, battu par Jackson, il céda à ce dernier, après quinze ans de règne, le sceptre du pugilat (c'est bien ainsi que disent les Anglais). Les règles tracées par Jackson, soit pour le combat, soit pour l'entraînement, sont aujourd'hui encore usitées.

« Un boxeur est ordinairement un homme âgé de dix-huit ans au moins, de quarante ans au plus. Il entre dans l'arène nu jusqu'à l'ombilic; ses mains sont fermées, mais non armées; placé en présence de son adversaire, il attend un signal convenu pour commencer le combat. Alors les deux champions cherchent à se lancer de vigoureux coups de poing depuis la tête jusqu'à l'épigastre. Si l'un d'eux est renversé ou

---

[1] *The Lancet*, 1860, t. I.

[2] *Fistiana, or the Oracle of the ring, result of privat battles, from* 1700 *to* 1854, *alphabetically arranged.* Londres, 1855.

étourdi par la violence de l'assaut, on lui accorde une minute
de repos. Avant que la minute entière ne soit écoulée, il se
relève et recommence la lutte ; sinon, il est déclaré vaincu.
Des boxeurs ordinaires, durant un combat de une heure et
demie, s'arrêtent ainsi trente à quarante fois. Il y a quinze
ans environ, dans une lutte demeurée célèbre entre les boxeurs
Maffey et Macarthey, qui dura quatre heures quarante-cinq
minutes, l'un d'eux tomba étourdi cent quatre-vingt-seize fois.

» La durée du combat est très-variable. Tantôt elle ne
dépasse pas quelques minutes, tantôt elle est de trois, quatre
ou cinq heures. On conçoit que des blessures graves et même
la mort puissent en être le résultat, on en a vu de tristes
exemples ; mais c'est là une circonstance extrêmement rare.
Le plus souvent, chose remarquable, il ne reste plus, après
quelques jours, aucune trace de ces coups si terribles en apparence. On peut dire, sans exagération aucune, qu'en général les combats de boxeurs ne compromettent pas plus leur
vie, et même leur santé, qu'une multitude d'autres professions
qu'on ne regarde pas comme dangereuses. Une force prodi-
gieuse, une adresse singulière, une insensibilité aux coups qui
passe toute croyance et, en même temps, une parfaite santé :
tels sont les phénomènes que nous présentent ces hommes,
assurément bien différents des autres hommes [1]. »

D'après sir John Sinclair[2], les os mêmes pourraient acquérir, sous l'influence de l'entraînement, une plus grande résistance et l'on aurait rarement des fractures à constater dans
ces combats.

Voyons par quels procédés on arrive à des résultats aussi
étonnants. « Ces moyens se résument, au fond, en une grande
sobriété, en exercices gradués fréquemment, réitérés, et toujours dans un air aussi pur que possible ; en frictions, en bains
froids, enfin en une grande propreté [3]. »

Les entraîneurs qui préparent des sujets pour la lutte ont
le soin de faire un choix. « Ils préfèrent, dit M. Amourel[4],

[1] H. Royer-Collard, *loc. cit.*
[2] *Loc. cit.*
[3] *Loc. cit.*
[4] Amourel, *Essai sur l'entraînement.* Thèse de Montpellier, n° 21. 1860.

les individus bruns ou roux. Ils offrent, en général, une constitution plus sèche, plus de résistance à la fatigue, beaucoup d'acharnement dans la lutte. Ils recherchent les gens des montagnes, les individus dont une vie aventureuse a endurci la constitution et trempé le caractère, les nègres pour leur force, les mulâtres pour leur adresse. On ne tient pas autant qu'on pourrait le croire aux grandes masses musculaires. Si l'entraîné est bien fait, bien proportionné; s'il est grand, s'il a la poitrine et les épaules larges, les reins souples et minces, les jambes fermes et solides, les bras longs, peu d'embonpoint, il est dans de bonnes conditions. Le boxeur n'est pas toujours un hercule. Plus d'une femme envierait souvent la délicatesse de ses mains; mais ce petit poing, sec et dur comme du fer, fouetté par des muscles puissants, a la force d'un maillet. »

Nous avons dit tout à l'heure que le jeune poulain, avant d'être mis en condition, devait subir un dressage préalable; la même recommandation est faite aux boxeurs, qui doivent, avant d'être mis *en train,* faire, pendant quelques jours, un exercice de gymnastique ordinaire.

Cette première condition remplie, l'élève fera choix d'une habitation à proximité de prairies vastes et accidentées, assez éloignée des villes pour que l'air y soit pur. Cette bonne aération de l'habitation est une question importante sur laquelle les entraîneurs insistent avec juste raison; ils veulent même que le boxeur évite avec soin les températures humides et le vents froids. Les exercices, en pareil cas, se font dans l'intérieur de la maison. La journée du pugiliste, fort bien remplie, comme nous le dirons bientôt, commence à six heures[1]. Le coucher a lieu vers neuf heures, dans un lit dur et sans rideaux. Le sommeil ne sera permis pendant le jour que si le sujet est trop fatigué; il ne se prolongera pas plus d'une heure.

Les évacuants, qui sont administrés par beaucoup d'entraîneurs, ne sont pas toujours utiles. L'expérience apprend qu'on ne doit les employer que lorsque l'élève est d'une con-

---

[1] Cootes (R.), l'*Art de se défendre, ou Traité des principes du pugilat anglais, connu sous le nom de boxe.* Paris, 1843.

stitution trop forte et trop sanguine. Chez un grand nombre, il suffira d'une seule purgation pour les préparer à pratiquer avec succès la méthode de l'entraînement. Les praticiens anglais ont l'habitude de se laisser diriger sur ce point par la plus ou moins grande rapidité avec laquelle le sujet s'affaiblit. « Si la perte est graduelle, les évacuations doivent continuer jusqu'à ce que l'homme soit suffisamment réduit ; mais, si la perte est rapide, telle que de 9 livres jusqu'à 4, ou de 4 jusqu'à 2, chaque jour, il faut cesser la réduction, car, au contraire, le système demande à être fortifié[1]. »

En effet, le premier résultat cherché par les pugilistes est un véritable affaiblissement, qu'on obtient, soit en donnant deux ou trois éméto-cathartiques, soit même en pratiquant une saignée. « Cette faiblesse, que l'on provoque au début, écrit M. Dambax[2], a pour avantage de préparer l'organisme à l'action des agents modificateurs que l'on va diriger sur lui. Ainsi déprimé, il est plus malléable, plus docile à recevoir l'impulsion qu'on va lui communiquer ; les pertes subies, la réaction tendra à les réparer aussitôt que l'alimentation le permettra. Mais, abandonné à lui-même, le mouvement nutritif se disséminerait dans toute la masse : l'exercice va le diriger plus particulièrement sur les muscles. »

Le régime alimentaire est donc ici d'une haute importance qui n'est égalée que par celle de l'exercice.

Tout est réglé dans cette existence du pugiliste, et l'heure des repas doit être mathématiquement la même chaque jour. Le déjeuner aura lieu à neuf heures, le dîner à deux, un souper *très-léger* le soir à sept heures. Cootes engage cependant son élève à prendre à jeun, le matin, avant l'exercice, un œuf ou deux dans un demi-verre de Xérès, et à avoir toujours dans sa poche un biscuit dur pour prévenir la faim.

La seule viande permise est le bœuf ou le mouton. On choisira avec soin celle qui est dépouillée de graisse, celle-ci étant entièrement prohibée. Le poisson, les pâtés, tous les ragoûts et les aliments épicés, sont sévèrement défendus. Cette viande même subira une préparation particulière : on la bat

---

[1] Fistiana, *loc. cit.*

[2] Alexis Dambax, *de l'Entrainement.* Thèse de Paris, 1866, n° 256.

tout d'abord , afin de rendre la fibre animale plus digestible, puis on la fait cuire très-légèrement dans une poêle à frire ; cette viande est coupée en petits morceaux, pour en rendre la mastication plus facile[1].

On permet l'usage de la bière , mais avec la plus grande modération. On ne donnera du vin que dans la seconde période de l'entraînement, et seulement comme tonique. Le pugiliste doit se désaltérer avec du thé froid. Enfin on proscrit absolument le café, les liqueurs alcooliques et généralement tous les excitants du système nerveux. « Du thé ou du café chaud, disent avec raison les entraîneurs, peuvent stimuler l'homme sédentaire, l'étudiant ou l'homme d'affaires; mais ils ne sont pas bons pour l'homme qui a des occupations actives. »

Ces stimulants pourraient d'ailleurs avoir pour résultat l'excitation genésique, et les pugilistes, d'accord en cela avec les athlètes antiques , défendent absolument les rapports sexuels pendant l'entraînement, sous le prétexte qu'ils pourraient amener une déperdition de forces. Ils sont trop absolus sur ce point : l'excès seul est nuisible, et Cootes est plus rationnel en se contentant de demander à ses élèves d'être modérés. Nous devons ajouter cependant que ces recommandations sont à peu près inutiles, et qu'un homme bien entraîné subit assez l'influence de son régime de vie pour pouvoir lutter avec avantage contre les entraînements de la nature. Cootes nous semble encore avoir parfaitement compris les lois qui doivent régir une bonne condition : il recommande avec instance de marcher pas à pas, de graduer l'alimentation aussi bien que les exercices, de tenir compte, enfin, de l'organisation de l'élève, de son tempérament, de ses habitudes même. Ces règles si sages, nous les avons trouvées formulées déjà pour l'entraînement du jeune cheval.

L'exercice auquel le sujet se livrera aussitôt qu'il sera levé ne devra pas être fatigant. On se contentera souvent d'une promenade au pas, jusqu'à l'heure du déjeuner, s'il fait beau ; si la température ne le permet pas, de l'exercice à l'inté-

---

[1] *The Lancet,* 1860, t. I.

rieur, soit avec les dumbs-bells, soit contre un sac rempli de son. Un des premiers et des plus fréquemment employés est le suivant : l'élève, arrivé sur un lieu bien exposé à l'air, porte tour à tour chacun de ses bras au-dessus de sa tête, en projetant la poitrine en avant et en faisant une forte inspiration. Le pugiliste doit avoir, en effet, des poumons développés pour supporter, sans être étourdi sous le coup, les attaques réitérées de son adversaire. Après déjeuner, on fera une promenade de trois kilomètres environ, interrompue de temps à autre par des courses à toute vitesse de deux ou trois cents mètres. On termine cet exercice par une véritable suée, après laquelle le sujet subit une sorte de pansage. Aussitôt habillé, il fera de nouveau une marche d'un quart d'heure et pourra prendre après, si la soif est trop vive, un quart de verre de Xérès. Quelques instants de repos, et le moment le plus sérieux de la journée arrivera. C'est, en effet, vers midi ou une heure que l'élève se bat : avec son maître, s'il est déjà aguerri ; en tête à tête avec un sac de son, s'il débute seulement dans l'art du pugilat. Cet exercice longtemps soutenu, recommencé tous les jours vers quatre heures, plus souvent si le temps ne permet pas la marche, n'a plus seulement pour but de dépouiller l'organisme du superflu ; il développe aussi le système musculaire et, plus particulièrement, les membres et les organes thoraciques. Après le repas de deux heures, l'élève peut enfin se livrer au repos et à la distraction ; mais quel repos et quelle distraction !..... On lui permettra de bêcher la terre, de lancer le disque et le palet, de manier des dumbs-bells ; bref, de faire un exercice modéré, sans efforts et sans fatigue. En un mot, l'exercice de toute la journée résume admirablement bien l'exercice de l'entraînement tout entier ; c'est-à-dire qu'il sera combiné de façon à ce que le futur lutteur fasse le plus possible avec le moins de fatigue qu'il se pourra. Chaque fois, enfin, que le mouvement déterminera la transpiration, on essuiera le corps tout entier, en le frictionnant, en le massant avec attention. Les soins de la peau sont, en effet, une des pratiques les plus essentielles du *train,* et nous les assimilons au pansage du cheval de course. Ils sont d'une si haute importance, que l'état des téguments est considéré par les entraîneurs comme le critérium de l'entraînement. La peau , chez un sujet bien en condition , doit être parfaitement nettoyée de toute éruption , parfaitement lisse et rosée , d'une coloration semblable dans chacune de ses parties. Pour arriver à ce résultat, l'élève doit, dès le début, être soumis à des soins de propreté minutieux. Il se baignera au moins une fois par semaine. Jackson veut même [1] que ce bain soit pris dans l'eau froide, dans l'eau de mer , si cela est possible , trois fois par semaine. On pourra encore , matin et soir , frictionner le corps tout entier , pendant un quart d'heure , avec un gant de crin. Si l'on remarque une partie plus faible qu'une autre , ce massage s'exécutera plus fréquemment sur ce point. Nous venons de dire que chaque suée sera suivie d'un nettoyage complet ; ce point est important. Le pugiliste sera essuyé des pieds à la tête ; au besoin, lavé rapidement à l'eau tiède avec une serviette rude. Il changera de vêtements et fera aussitôt une marche de quelques minutes.

Le jour où le pugiliste sera arrivé à acquérir une force suffisante, où son organisme modifié lui permettra la lutte , la transpiration deviendra insignifiante. Jusque-là , on insistera sur tous ces détails, et on lui fera porter , Jackson le veut ainsi , des vêtements de flanelle pendant les exercices.

L'influence des dispositions morales n'a pas échappé aux entraîneurs anglais. « Le professeur doit s'appliquer, disent les auteurs du Fistiana [2], pendant les premiers jours du travail, à découvrir si son élève n'est jamais pensif , manquant de confiance ou désespérant de la victoire. Il faut écarter ces dispositions, qui sont des obstacles à une bonne réussite , en lui inspirant des idées contraires. Si le pugiliste néglige quelquesunes de ces règles , les méprise ou qu'il fasse le contraire, s'il est de mauvaise humeur , s'il gémit pendant la nuit, l'éducation sera inutile pour lui. »

Au bout de six semaines de ce régime , dans quel état se présente le pugiliste ? Nous laissons la parole à H. Royer-Collard [3] :

---

[1] *Fistiana, loc. cit.*
[2] *Fistiana, loc. cit.*
[3] *Loc. cit.*

« Avant d'entrer en condition, un boxeur pesait, par exemple, 128 livres ; au bout de quelques jours, il n'en pèse plus que 120 ; peu de temps après, il en pèse de nouveau 128 , quelquefois plus, quelquefois moins, suivant l'organisation. Mais ses membres ont singulièrement augmenté de volume. Les muscles sont durs, saillants et très-élastiques au toucher ; ils se contractent avec une force extraordinaire, sous l'influence du choc électrique. L'abdomen est effacé ; la poitrine est saillante en avant : la respiration est ample, profonde et capable de longs efforts. La peau est devenue très-ferme, mais lisse, nettoyée de toute éruption pustuleuse ou squammeuse, très-transparente. On attache une grande importance à cette dernière condition. Quand la main d'un homme, convenablement préparé, est placée devant une bougie allumée, il faut que les doigts paraissent d'une belle transparence rosée. On tient beaucoup aussi à l'uniformité de sa coloration ; si une partie est plus colorée qu'une autre, on juge que la circulation ne s'y exécute pas avec une régularité suffisante. Ces modifications de la peau sont des plus remarquables. On les observe constamment, et elles sont considérées comme un des effets certains de l'entraînement. On note encore que les portions de la peau qui recouvrent la région axillaire et les côtés de la poitrine ne tremblotent pas pendant les mouvements des bras ; qu'elles paraissent, au contraire, parfaitement adhérentes aux muscles sous-jacents. Cette fermeté de la peau et la densité du tissu cellulaire, résultant l'une et l'autre de la résorption des liquides et de la graisse, s'opposent à la production des épanchements séreux ou sanguins qui suivent ordinairement les contusions. » Ce qu'est le pugiliste dans la lutte, nous l'avons déjà dit, et nous n'avons pas à y revenir.

Nous nous sommes longuement étendu sur l'entraînement des pugilistes : tout, dans cette méthode, en effet, tire à conséquence, et nous sommes loin de partager l'idée de Royer-Collard lorsqu'il se borne à résumer la méthode en négligeant les détails. Ajoutons, d'ailleurs, que l'entraînement des pugilistes est le seul vraiment efficace ; que tout, dans cette méthode, est marqué au coin de la raison et du bon sens, qu'il n'y a rien à critiquer, si ce n'est le but poursuivi : la victoire dans une lutte brutale.

Il n'en est malheureusement pas de même dans l'application de l'entraînement à quelques autres professions.

Tel est celui des jockeys. Le but que cherchent ceux-ci est, on le sait, de diminuer suffisamment leur poids, pour atteindre un chiffre de kilogrammes imposé à tous ceux qui veulent monter les chevaux de course. On voit ici l'écueil : comme les pugilistes, ils s'affaibliront par tous les moyens possibles, ils ne se répareront pas comme eux. Au dire de M. de France[1], ils auraient renoncé depuis quelques années aux pratiques funestes autrefois usitées, telles que les bains de vapeur prolongés, les purgations trop violentes, etc.: l'entraînement, dans ces conditions, ne serait plus nuisible, parce qu'il serait fait graduellement. Nous ne partageons pas cette manière de voir. L'entraînement, selon nous, ne peut être favorable que si l'on répare les pertes subies par l'organisme ; la graisse perdue par le pugiliste est remplacée, et au delà, par le tissu musculaire. Il n'en est pas de même pour le jockey, qui ne pourra compenser la perte qu'il fait qu'en renonçant à la profession qui le fait vivre. Sans doute l'entraînement pratiqué peu à peu n'est pas aussi dangereux que celui qui ferait maigrir un jockey en quelques jours ; mais il a son danger, et nous le condamnons. Pour appuyer notre assertion, il nous suffira de rappeler les types de maigreur que nous voyons à chaque instant sur nos hippodromes. A voir ces yeux caves, ce nez pincé, ces membres grêles, on dirait bien plutôt des valétudinaires que des écuyers consommés.

Mieux vaut encore résumer ici cette méthode d'entraînement ; nous en appelons au bon sens du lecteur. « Pour réduire les jockeys au poids voulu, dit David Low [2], on emploie les moyens suivants : le jeûne, la marche, la transpiration et les purgations, selon le temps qui précède les courses et le tempérament des individus. Les vêtements portés par les jockeys sont d'une grosse flanelle douce ; ils consistent en deux ou trois paires de pantalons et cinq ou six gilets ou jaquettes,

[1] De France (Ferd.), *de l'Entrainement*. Thèse de Paris, 1859, n° 141.
[2] David Low, cité par de France, *loc. cit.*

et par-dessus tout cela un habillement complet de vêtements ordinaires et aisés. Le jockey, ayant pris une nourriture légère, se met en marche le matin de bonne heure ; si la température du jour doit être élevée, il commence à marcher d'un pas modéré, qu'il accélère alors par degrés ; à la distance de quinze à vingt kilomètres environ, et quelquefois plus, on lui fait préparer une chambre où il peut se reposer et prendre quelque chose de chaud. Après s'être arrêté un instant auprès du feu, (si l'air extérieur est froid), il revient chez lui d'un bon pas, agitant souvent ses bras, afin d'en augmenter la force musculaire, par l'effet même de l'exercice. Rentré dans un état de transpiration abondante, il prend encore quelque chose de chaud et se repose au moins pendant une heure, bien chargé de couvertures, dans une chambre échauffée. Quand la transpiration a cessé, il met ses pieds dans l'eau chaude, s'éponge par tout le corps et s'habille comme à l'ordinaire, en ayant soin de se tenir chaudement et d'éviter les effets du froid et de l'humidité. Il se couche de bonne heure, et se lève le lendemain en temps convenable, pour recommencer sa marche. En même temps qu'il se soumet à ce régime, il doit observer une diète sévère : sa nourriture habituelle est, le matin, une rôtie et du thé, et à midi un peu de viande. Les liqueurs fortes lui sont interdites ; la seule boisson fermentée qui lui soit permise est le vin en très-petite quantité et largement additionné d'eau.

» Les jockeys qui n'aiment pas à marcher prennent des médecines ; mais elles ne donnent pas un résultat aussi satisfaisant que la marche. En suivant ce régime, un homme peut réduire son poids de plus de 500 grammes par jour, sans altérer l'état général de sa santé et nuire à sa vigueur naturelle. Au contraire, tous les jockeys avouent qu'ils se trouvent très-bien de cette manière de vivre. » Quel organisme assez riche pourra résister à de pareils excès ?

Nous trouvons plus d'analogie entre l'entraînement des coureurs et celui des pugilistes. Leur but, lorsqu'ils se mettent en train, est de diminuer le poids du corps, de développer la puissance de la respiration, enfin de fortifier les muscles des membres pelviens, pour rendre la course plus facile. On obtient ce triple résultat par l'exercice et l'alimentation, assistées, bien entendu, des moyens hygiéniques dont nous avons parlé plus haut. Comme pour les pugilistes, on utilisera avantageusement les purgations et les suées, pour diminuer autant que possible la quantité de graisse accumulée ; la sudation par l'hydrothérapie a été encore vantée et est utilisée par quelques entraîneurs. Nous lui ferons le reproche d'agir trop précipitamment et de ne pas permettre, comme l'exercice, de graduer en quelque sorte la déperdition de substance. On recommande aux coureurs de charger spécialement de vêtements le buste et les bras, pour diminuer autant que possible le poids que les membres inférieurs auront à supporter. Les soins à donner à la peau sont les mêmes que dans les autres méthodes et ont une importance aussi capitale.

Le régime alimentaire tient un juste milieu entre celui des pugilistes et celui des jockeys ; il n'y a que les entraîneurs imprudents qui demandent au jeûne d'agir sur l'organisme. Stonehenge [1] fait remarquer avec raison que l'exercice et la suée sont mille fois préférables à l'abstinence pour diminuer le poids du sujet. Nous partageons entièrement cette manière de voir. Les principes que nous avons tracés dans l'entraînement du boxeur trouveront ici tous leur place ; nous n'y insistons pas.

Quant aux exercices qu'on leur fait subir, nous en empruntons les détails à Stonehenge [2] : « Lorsqu'on projette une lutte à la course ou à la marche, une petite course avant déjeuner, pendant une demi-heure, suffira pour préparer l'estomac au déjeuner. Il serait fâcheux de différer ce repas, surtout si, comme cela doit être, l'on n'a guère soupé que de nom. Pendant une heure après déjeuner, c'est-à-dire jusqu'à près de onze heures, le *pedestrian* [3] devrait s'amuser suivant ses goûts, soit au billard, soit à tout autre jeu ; mais, à onze heures, il doit être revêtu de son costume de marche, en flanelle, de la tête aux pieds. Pour souliers, il n'y a rien de tel que les empeignes en peau de chien, avec une semelle passablement épaisse pour marcher, et beaucoup plus mince pour courir. De onze

---

[1] Stonehenge, *loc. cit.*
[2] *Ib., le Cheval anglais.* Lagondie, Paris, 1860.
[3] En anglais, *pedestrian,* qui exécute des exercices pédestres.

heures à deux ou deux heures et demie, la première marche
doit se soutenir sans s'arrêter un moment; ou du moins cela
s'observera après la première semaine, qui sera consacrée à
augmenter graduellement les heures d'exercice, de une heure
et demie à trois heures et demie de marche. Dans tous les cas,
le *pedestrian* doit être accompagné par son entraîneur, qui
doit l'amuser autant que possible par ses anecdotes et sa con-
versation. Après dîner, il faut donner une heure ou deux au
repos dans la position horizontale, sur un matelas dur ou un
canapé en crin; après quoi, il faut parcourir la même distance
ou à peu près. »

Ce mode d'entraînement donne des résultats remarquables
au point de vue de la vitesse acquise. « Jusqu'en 1858, dit
Lagondie, le mille n'avait jamais été parcouru par un pédes-
trian en moins de 4 minutes 28 secondes; mais, le 12 juillet
1858, Hospool a battu Smith pour cette distance d'un mille
(1 kilomètre 609 mètres), en 4 minutes 23 secondes. Le
même Hospool fut battu pour un demi-mille, par un nommé
Reed, qui arriva en 1 minute 58 secondes, vitesse la plus
grande que l'on ait constatée pour un demi-mille. Enfin dix
milles ont été franchis en 52 minutes 53 secondes par Levett,
battant Prost de 2 yards (1 mètre 82)[1]. »

Quant au résultat qu'amène nécessairement cet entraînement pour la constitution de l'individu, nous ne supposons
pas qu'il puisse être satisfaisant; plus un coureur est léger,
plus il aura de chances de succès dans la lutte. C'est assez
dire que les coureurs anglais ne cherchent pas assez à réparer ce que leur fait perdre un exercice continuel, pour que
leur organisme puisse y gagner[2].

---

[1] Lagondie, *loc. cit.* Préface.

[2] Nous rapprocherons ces faits des résultats obtenus par les coureurs
arabes. « Dans les tribus nomades qui vivent au sein de l'Algérie, il existe
des individus qui font le métier de coureur, et qui, moyennant salaire,
se chargent des dépêches verbales ou écrites : ce sont les *Rekas*, dont la
profession était, avant la conquête française, en usage jusqu'aux rives de
la Méditerranée. Le *Rekas*, lorsqu'il est en mission, va toujours au pas
gymnastique, et, pour avoir la poitrine bien développée, il se tient les
mains accrochées aux extrémités d'un bâton horizontalement passé derrière son cou; il n'a d'autres provisions que quelques poignées de dattes
fourrées dans sa besace, ni d'autres vêtements qu'un léger caleçon en

Notons, enfin, le système particulier d'entraînement adopté par les plongeurs, et dont l'ingénieur Spalding parait être le promoteur[1]. Il avait constaté par l'expérience que la quantité d'air qu'il absorbait dans la cloche à plongeur était d'autant plus considérable qu'il avait ingéré une moins grande quantité d'aliments gras et de boissons stimulantes. Ce fut pour lui un trait de lumière : il s'astreignit dès lors à une diète végétale sévère et à l'usage de l'eau pure pendant les quelques jours qui précédaient ses expériences ; l'effet répondit à son attente, et les plongeurs ont suivi ses idées. Comme les coureurs, ils développent leur force respiratoire par l'exercice et la course ; différents d'eux en ce point, ils ne se nourrissent absolument que de végétaux. Nous aurons bientôt à expliquer physiologiquement ces curieux phénomènes.

Nous venons d'analyser aussi clairement que nous l'avons pu les diverses méthodes usitées par les empiriques anglais ; nous avons dit quels merveilleux changements s'opéraient en quelques jours sous l'influence combinée de moyens aussi simples. Mais cette étude n'aurait qu'un intérêt de curiosité bien médiocre si nous nous en tenions là, et si nous n'essayions pas d'analyser chacune des pratiques employées ; appelons donc la physiologie à notre aide, et passons successivement en revue les modificateurs usités dans l'entraîne-

cotonnade ; il a bien aussi une paire de brodequins, mais il ne les chausse qu'aux heures où le sable, chauffé par le soleil, endolorit même les pieds des chevaux.

»L'Arabe coureur perd en route le moins de temps possible. Quand il a besoin de reprendre haleine, il s'arrête, compte soixante aspirations et repart ; il ne dort guère que deux ou trois heures en vingt-quatre. Pour ne pas céder trop longtemps au sommeil, le Rekas, lorsqu'il se couche, s'attache aux pieds un morceau de corde d'une certaine longueur, auquel il met le feu ; ledit bout de corde brûle lentement, et, lorsqu'il est sur le point d'être consumé, le feu avertit le dormeur qu'il faut repartir. Singulier réveille-matin que celui-là !

»Le métier de coureur, on le voit, exige des aptitudes toujours spéciales, et, si à ces qualités physiques vous ajoutez celles que possède tout homme du désert, la faculté de distinguer à l'œil nu un homme d'une femme à trois lieues, vous aurez dans le Rekas un être vraiment phénoménal. (*Union médicale*, 1859, t. III).

[1] H. Royer-Collard, *loc. cit.*

ment. M. Bouchardat [1] les range sous huit titres : « 1° évacuants ; 2° alimentation ; 3° exercice ; 4° soins de la peau ;
5° air pur ; 6° influences morales ; 7° abstinence vénérienne ;
8° abstinence alcoolique et autres stimulants du système nerveux. » Pour ne pas compliquer inutilement ce travail, nous
rattacherons au régime alimentaire l'abstinence alcoolique et
les évacuants, dont l'action a le même point de départ. L'exercice aura sa place à part. Les soins de la peau et les autres
modificateurs préconisés par les maîtres en l'art du pugilat
formeront un chapitre spécial.

Chapitre II. — *De l'Exercice dans l'entraînement.*

Le mouvement est indispensable à l'homme. — Effets de l'exercice sur les
muscles, la nutrition, la circulation, la respiration, le système nerveux,
les sécrétions. — Influence funeste de l'exercice exagéré. — Influence
favorable de l'exercice et du repos combinés. — Règles des exercices
dans l'entraînement. — L'exercice exige une alimentation réparatrice.

Les exercices bien réglés dans la journée, et poussés jusqu'à
la sueur, forment en quelque sorte la base de la méthode des
entraîneurs. Le mouvement est, en effet, une des conditions
essentielles au bon entretien de la santé ; son absence, à tous
les âges de la vie, est considéré comme fatal par tous les phy-
siologistes et les praticiens. Le mouvement est en quelque
sorte inné chez l'homme, et, lorsque celui-ci demeure inactif,
on peut dire que la maladie n'est pas loin. L'enfant vient
à peine de naître, il n'a pas encore quitté les bras de sa
nourrice, et déjà il essaye de mouvoir ses membres délicats ; et
la nature prévoyante, en vue de lui faciliter cet exercice si
utile pour lui, lui dispense chaque jour de nouvelles forces.
Bientôt il pourra s'essayer à des jeux variés, et prendra si
bien le goût de l'exercice, que le repos deviendra pour lui
synonyme de fatigue.

[1] Bouchardat, *de l'Entraînement des pugilistes.* Supplément à l'*Annuaire
de thérapeutique* pour 1861. Paris, 1861.

A la puberté, le corps a pris une force nouvelle, il s'est développé, le système musculaire a acquis une force plus grande; le jeune homme ne se contentera plus des jeux de son enfance: il demandera à des exercices plus compliqués le mouvement nécessaire pour mettre en action ses nouvelles forces et les développer encore.

Malheureusement, là s'arrête à peu près l'exercice tel que l'a fait la civilisation moderne. L'homme qui a passé l'âge de la puberté ne fait plus que ce qui est indispensable à ses affaires, et le vieillard, la plupart du temps, se condamne à un repos complet : ainsi le veulent les mœurs. Pompée n'irait plus de nos jours s'exercer au gymnase, et Socrate, à soixante-cinq ans, trouverait sans doute qu'il a suffisamment gagné le droit d'être paresseux. Erreur profonde. Nous verrons bientôt que l'exercice est au moins aussi indispensable à l'homme fait et au vieillard qu'à l'enfant et au jeune homme.

Les mouvements extérieurs et les mouvements internes portent dans l'économie tout entière une continuelle excitation, destinée à entretenir les forces de tous les organes. Si l'on accroît l'exercice musculaire, le premier de tous les mouvements, les autres en reçoivent une mesure d'activité remarquable. La digestion devient plus prompte, la circulation plus active ; le pouls accélère sa marche et double sa force ; l'énergie et la rapidité de la circulation s'accroissent rapidement; la chaleur animale s'élève ; l'action des vaisseaux absorbants, celle des glandes, se répète avec plus d'activité ; la nutrition en reçoit elle-même une favorable impulsion : le système nerveux, si souvent mis en jeu lui-même par cet exercice répété, y gagne une excitation bientôt suivie d'une favorable sédation.

Examinons rapidement ces divers phénomènes. Lorsqu'un muscle se contracte un certain nombre de fois dans un temps donné, le sang y afflue plus abondamment et y détermine un gonflement, une fluxion qui bientôt donne lieu à un engourdissement réel: c'est la lassitude. Il est temps de s'arrêter, notre sensibilité nous en prévient ; faute de repos, cette fluxion serait bientôt congestion, et de celle-ci à l'inflammation il n'y a qu'un pas à faire. Si, au contraire, on prend quelques instants de repos pour recommencer de nouveau, de nouveau aussi se manifestent ces phénomènes, devenus bientôt une habitude. La nutrition du muscle s'accroîtra donc d'autant plus que la fluxion aura été plus souvent répétée : par suite, épaississement de ses fibres ; par suite aussi, augmentation de sa force et de sa puissance. Tel est le résultat de l'exercice d'un muscle isolé ; mais on sait que, dans l'organisme animal, jamais un muscle ne se contracte seul. En vertu de leur synergie, beaucoup, qui ne concourent en rien au mouvement produit, se contractent à leur tour, subissent l'influence des phénomènes constatés plus haut, et les changements que nous venons de signaler, influençant d'abord tout le système, se font bientôt sentir dans l'économie tout entière.

« Un des premiers résultats de l'exercice, dit M. Rostan [1], analysant ces phénomènes, est d'appeler dans les organes, siége du mouvement, les fluides destinés à entretenir la vie, et cela par l'excitation qu'il y fait naître. La contraction musculaire a lieu par la volonté ; l'innervation est donc d'abord en travail dans le muscle qui se meut. On sait, en effet, que si une cause quelconque, telle que la section des nerfs ou toute autre, vient à intercepter la communication de l'agent nerveux, quel qu'il soit, avec le muscle, celui-ci cesse de se mouvoir. On sait aussi que, si une cause semblable vient empêcher le cours du sang dans le membre, celui-ci s'engourdit, tombe dans la stupeur et devient incapable d'agir. L'innervation, la circulation et les organes qui les exécutent reçoivent donc la première influence de l'exercice. Les organes de vie et de réparation augmentent directement d'activité dans l'organe en exercice, y développent un surcroît de chaleur et de nutrition, lorsque l'exercice est souvent répété. »

Accroissement de la chaleur et de la nutrition dans le système musculaire, tel est le premier résultat du mouvement. Ajoutons-y, pour être exact, le développement d'un courant électrique [2]. Quant à la chaleur, le seul mouvement

---

[1] Rostan, *Dictionnaire de médecine, ou Répertoire général*, t. XIV, art. *Gymnastique*. Paris, 1836.

[2] Matteucci, *Recherches sur les phénomènes physiques et chimiques de la contraction musculaire*. (Comptes rendus de l'Académie des sciences, 1856, t. XLII, p. 648.)

sans locomotion suffit pour la développer ; les expériences de Becquerel et Breschet [1], celles de Helmholtz [2], celles beaucoup plus récentes de Béclard [3], ont mis ce fait curieux hors de doute. La chaleur développée dans les muscles par la contraction a été mise en évidence, par ce dernier, à l'aide d'aiguilles thermo-électriques plongées dans l'épaisseur des fibres charnues. Peart, au dire de Humboldt, aurait échauffé la température d'un bain de plusieurs degrés, en agitant ses membres dans l'eau.

Mais la nutrition du muscle augmente, nous avons dit, sous l'influence du mouvement, par suite d'un afflux plus considérable des fluides nourriciers. Voici comment A.-C. Neumann explique l'action de la contraction musculaire : « Si, à l'avant-bras, dit-il [4], le biceps et le brachial antérieur se contractent, les membranes tendineuses, ainsi que les veines, les lymphatiques et les nerfs placés à la partie antérieure du bras et de l'avant-bras, particulièrement dans le voisinage du pli du bras, se trouvent plissés, tandis qu'au contraire tous les tissus tendineux qui se trouvent placés à la partie postérieure du bras se trouvent considérablement tendus. D'après les lois physiques, il faut regarder les parties molles qui recouvrent un membre comme un sac élastique, qui est maintenu tendu par les os qu'il renferme, et qui, plissé d'un côté par une contraction musculaire, se trouve tendu du côté opposé.

» Or, durant la contraction musculaire, les capillaires et les lymphatiques ressemblent à de petites outres élastiques remplies et gorgées de fluides qui les gonflent. Aussitôt que la pression qui retenait ces fluides cesse, ceux-ci se précipitent

[1] Becquerel et Breschet, in *Annales des sciences naturelles : zoologie*, 2ᵉ série, t. III, p. 257; t. IV, p. 243; année 1835.

[2] Helmholtz, *Ueber die Warm Entwicekelung bei der Muskelation (du Développement de la chaleur dans l'action musculaire)*, in Arch. für Anatomie and Physiologie, de J. Müller, p. 144. Berlin, 1848.

[3] J. Béclard, *de la Contraction musculaire dans ses rapports avec la température animale*. In Archives générales de médecine, 5ᵉ série, t. XVII, 1861.

[4] A.-C. Neumann, *Die Heil-Gymnastik*. Berlin, 1852. — Voy. aussi du même : *Thérapeutique des maladies chroniques par la gymnastique curative*. Berlin, 1858.

vec une force et une vitesse redoublées, leurs parois élastiques revenant à l'état normal de tension ; de là accroissement de l'endosmose vers les veines.»

Quoi qu'il en soit de cette explication, il serait dérisoire de notre part, après les résultats que nous avons constatés chez les pugilistes, après ceux que l'on constate journellement chez les individus qui se livrent à de violents efforts musculaires, de vouloir nous étendre davantage sur le développement des muscles sous l'influence du mouvement. C'est un fait d'expérience sur lequel nous n'insistons pas.

Là ne se borne pas l'action de l'exercice, l'économie tout entière y participe. Toutes les fonctions se trouvent influencées ; la nutrition l'est tout d'abord. Qui n'a constaté la faim violente qui succède à la fatigue ? En effet, la circulation et la respiration étant activées par l'exercice, il faut des matériaux en quantité suffisante pour compenser les pertes de ces deux appareils. La conséquence de ce besoin de réparation est facile à prévoir ; l'action des vaisseaux absorbants est augmentée, et, si l'alimentation est insuffisante, c'est aux dépens du tissu adipeux que se fera la nutrition. Si, au contraire, l'alimentation est abondante, l'exercice insuffisant, le corps se gorgera de tissus adipeux en excès. Déjà, on le voit, se détache de ces quelques explications toute la théorie de l'entraînement.

La stimulation apportée par la contraction musculaire aux tissus vivants et au système nerveux — point de départ du mouvement, puisque celui-ci suppose trois temps, innervation, contraction et relàchement — augmente dans une notable proportion les mouvements du cœur (Boërhaave a dit : «*Eò magis et densum et purpureum sanguinem esse, quo validius homo se exercuerit motu musculorum* [1]) et des poumons ; la circulation et la respiration deviennent donc à là fois plus intenses et plus rapides : on a vu plus haut l'effet produit sur la nutrition.

La calorification, à son tour, intimement unie à ces deux importantes fonctions, augmente, non plus dans le système musculaire, mais dans le corps tout entier. Toutefois

[1] Boërhaave, t. I, p. 439, édit. Haller.

on doit à John Davy[1] des expériences fort curieuses et qui démontrent que l'exercice n'augmente que fort peu la température des organes profondément situés : faits qu'il n'est pas très-difficile d'expliquer, si l'on fait attention que la combustion de l'oxygène, dans l'acte de la respiration fréquemment réitérée pendant l'exercice, a produit cet excès de calorique, excès promptement entraîné et dépensé à la périphérie du corps par le torrent circulatoire, dont le cours est lui-même activé.

Sous l'influence de tant d'excitations diverses, les sécrétions subissent à leur tour un accroissement notable, mais qui varie souvent, en vertu de la loi de compensation qui régit leur action. C'est ainsi que la transpiration cutanée, augmentée en grande proportion pendant l'exercice, et l'exhalation pulmonaire, diminuent d'autant la sécrétion urinaire, dans la grande majorité des cas. Tout le monde a constaté que pendant l'été, malgré la grande quantité de boissons absorbée, la sécrétion urinaire diminue, parce que l'exhalation cutanée augmente considérablement. C'est ici une nouvelle cause de pertes incessantes pour l'organisme, et aussi un nouvel appel à l'alimentation.

Un fait au moins aussi important, au point de vue de l'hygiène thérapeutique, est la modification apportée par l'exercice à la composition de l'urine. M. Béclard concluait de ses expériences[2], que la chaleur musculaire est complémentaire du travail mécanique *utile* produit par la contraction, et que les produits de la contraction musculaire, c'est-à-dire la chaleur musculaire et le travail mécanique extérieurs, sont ensemble les expressions de l'action chimique dont le muscle est le théâtre. Simon et Lehmann[3] ont précisé cette action avec plus de netteté, et ont démontré que les contractions musculaires violentes ont pour effet d'augmenter la proportion de l'urée, mais de diminuer la proportion d'acide urique excrété par les reins. Toute une méthode curative a été le point de départ de cette observation.

[1] John Davy, *Annales de chimie et de physique*, 2ᵉ série, t. XIII, p. 185.
[2] J. Béclard, *loc. cit.*
[3] Lehmann, *Schmidt's Jahrbücher der gesammten Medicin*, Leipzig, juin 1843.

Les mouvements musculaires enfin, pour en résumer les effets avec Ribes [1], « augmentent la chaleur animale, — excitent la circulation et la respiration, — développent l'activité des agents mêmes qui les produisent, — facilitent les excrétions et les sécrétions, surtout l'excrétion cutanée ; — ils éveillent l'appétit ; — ils sont favorables à la distribution des fluides nutritifs, qui portent principalement sur les organes exercés ; — ils entretiennent un état expansif du système vivant ; — ils élèvent et perfectionnent la vie d'action, en dirigeant dans ce sens le consensus des organes ; — ils facilitent enfin les résorptions intérieures. »

On comprend pourquoi, en présence d'une pareille influence, tous les hygiénistes recommandent l'exercice, puisqu'il est, pour ainsi dire, le moteur de toute l'économie. « Le mouvement artificiel, dit M. Dally [2], est l'agent le plus spécialement propre à provoquer les mouvements physiologiques naturels, vitaux ou organo-biologiques, par lesquels la machine humaine fonctionne, se développe, s'entretient et se répare elle-même. Là sont les bases ordinaires de l'éducation physique, de l'hygiène et de la thérapeutique, bases traditionnelles, que les expériences modernes sont venues confirmer. »

Ajoutons d'ailleurs, pour être entièrement vrai, que si rien n'est utile comme un exercice modéré, rien aussi n'est nuisible comme l'exagération. Que l'homme travaille au delà de ses forces, et la circulation, par trop accélérée, entraînera des accidents du côté du cœur et des vaisseaux ; le système nerveux surmené finira par subir une véritable dépression ; la quantité de chaleur produite se fera aux dépens des réserves amassées petit à petit, et dépensées, brûlées pendant un temps très-court, si une alimentation abondante, exagérée même, ne vient pas au secours de l'organisme épuisé ; enfin le sang lui-même peut subir l'influence fatale de ses excès de force, et devenir le siége de graves altérations. « Est-il besoin d'insister sur ces faits ? dirons-nous avec Bouchardat [3]. Ne con-

---

[1] Ribes, *Traité d'hygiène thérapeutique*. Paris, 1860.
[2] N. Dally, *de la Science du mouvement*.
[3] Bouchardat, *le Travail, son influence sur la santé*. Paris, 1863.

vient-il pas mieux de rappeler à notre pensée ces hommes qui sont quelquefois victimes de fatigues excessives et réitérées ; qui, poussant le courage jusqu'au dévouement, ne connaissent plus la limite de leurs forces, en usent jusqu'à l'épuisement, et s'offrent ainsi à toutes les causes des maladies chroniques, telles que maladies du cœur, marasme, phthisie, si une affection aiguë ne les précipite pas sur cette pente fatale ? Combien de pauvres ouvriers chargés de famille ne sont-ils pas ainsi tombés ! »

Nous avons dit à quels réparateurs les pugilistes avaient recours ; nous y reviendrons longuement tout à l'heure. Mais nous voulons ici rappeler que, en dehors de l'alimentation, il est un puissant réparateur des forces auquel les entraîneurs ont aussi recours : nous avons nommé le sommeil. C'est en alternant le repos et l'exercice que l'on arrivera sans fatigue à multiplier ses forces et son activité. Le repos sans l'exercice est un aliment absorbé sans faim... et cela est si profondément vrai, que le misérable qui n'a pas de pain cherche dans le sommeil un aliment réparateur ; il le trouverait *momentanément* peut-être, si le repos même n'amenait chez lui un refroidissement général du corps, puisque Chossat[1] a prouvé que le chiffre de l'abaissement nocturne de la température augmente dans les cas de diète ou d'alimentation insuffisante.

« De même que l'exercice actif, qui met en jeu un certain nombre de muscles, écrit Ch. Londe[2], ne borne pas ses effets aux organes locomoteurs et porte son influence sur les viscères, de même aussi le repos de tous les muscles du corps influe (mais d'une manière opposée aux exercices actifs) sur tous les organes de la vie assimilatrice. Toutes leurs fonctions sont diminuées d'énergie, à l'exception de la sécrétion graisseuse chez quelques individus. Le repos des muscles favorise l'exercice des fonctions encéphaliques, que font toujours languir les exercices musculaires très-violents et trop répétés.

---

[1] Chossat (Ch.), *Recherches expérimentales sur l'inanition*. Paris, 1842.

[2] Ch. Londe, *Dictionnaire de médecine et de chirurgie pratiques*, art. *Gymnastique*. Paris, 1832.

Si, au contraire, le repos est intermittent, il favorise la nutrition et le développement de la force dans les muscles ; il est le
meilleur moyen pour rappeler dans ceux-ci l'irritabilité épui-
sée par la continuité des mouvements. Il favorise également
l'assimilation dans les divers tissus de l'économie. L'homme qui
se livre à des exercices musculaires, d'une manière continue,
n'acquiert jamais une grande force. Si ces exercices continus
sont violents, la restauration ne peut suffire aux pertes ; il
s'use promptement.

« L'homme qui acquiert le plus de forces est celui qui se
livre à des exercices musculaires qui exigent un grand emploi
de forces, mais qui sont suffisamment interrompus par des
intervalles de repos. Le repos musculaire est donc fortifiant et
débilitant, selon la manière dont on en use. Il doit être proportionné à la violence des exercices, à la force des individus,
à leur tempérament. »

On comprend facilement maintenant pourquoi les entraîneurs ont formulé certaines règles dont ils ne se départissent
pas pendant toute la durée des exercices ; ces règles, applicables aussi bien dans un but thérapeutique que pour préparer
des hommes à la lutte, M. Dambax[1] les a formulées ainsi qu'il
suit :

« 1o L'exercice doit se faire en un lieu sec et pur.

» 2o Il sera gradué suivant les forces du sujet, et ne devra
jamais provoquer de lassitude extrême.

» 3o Les exercices devront être moins longs et moins actifs dans les pays chauds ou pendant l'été, que dans les pays
froids ou pendant l'hiver.

» 4o On choisira les exercices appropriés au but qu'on veut
atteindre ; les effets qu'on doit en obtenir varieront suivant
l'intensité des actions musculaires.

» 5o Tout exercice fini, s'il a déterminé une transpiration
abondante, sera suivi d'une friction sèche, qui agira merveil-
leusement, pour bien entretenir l'état de la peau et éviter
tout refroidissement.

» 6o Les exercices doivent le plus souvent être faits avant

[1] Dambax, *loc.*

le repas et non après. Avant le repas, ils excitent l'appétit; après le repas, ils pourraient entraver la digestion. »

On a remarqué l'application de ce dernier précepte dans l'entraînement : les exercices les plus fatigants ont lieu avant le repas de deux heures , et les mouvements que l'on permet pendant le travail de la digestion ne sont jamais aussi violents que ceux qui remplissent le reste de la journée. Il faut bien remarquer, en effet, que l'action de l'estomac ne sera pas activée si l'exercice se fait pendant la digestion. « Des expériences ont fait voir, dit M. Villain[1], dans sa thèse inaugurale, que si l'on court ou marche trop vite après un repas abondant, la digestion sera laborieuse et dans quelques cas ne pourra pas se faire. On a fait manger à deux chiens , pris de même force , une égale quantité d'aliments; puis on a fait courir l'un d'eux , l'autre restant au repos. Après un certain temps on a ouvert l'estomac de ces chiens : chez celui qui avait couru , les aliments étaient presque dans l'état de leur ingestion ; chez l'autre, le chyme était formé. Néron avait fait, dit-on, la même expérience sur deux esclaves et était arrivé au même résultat. On conçoit , en effet, que, si l'on fatigue pendant la digestion un système d'organes , le système musculaire par exemple, qui est si développé, l'énergie nerveuse se porte et se dépense du côté de ce système, et il n'en reste pas suffisamment pour accomplir la digestion d'une manière convenable : les aliments passeront dans l'intestin grêle , sans avoir été élaborés, ou provoqueront l'estomac à s'en débarrasser par le vomissement. Le même fait se présente lorsque, après le repas , on se livre à des travaux intellectuels assidus ; les digestions deviennent mauvaises , et on sait que les hommes de cabinet sont fréquemment atteints de dyspepsie. »

Enfin , et ce sera la conclusion de ce chapitre , un fait capital ressort de l'étude attentive de l'exercice dans l'entraînement, ce sont les pertes incessantes de l'organisme : pertes par l'exhalation pulmonaire et la respiration, pertes par l'exha-

---

[1] Villain (Louis) , *Rapports de la gymnastique avec l'éducation physique et morale.* Thèse de Paris, 1849, n° 216.

lation cutanée et la respiration , pertes par l'augmentation de
la plupart des sécrétions , pertes même par la plus grande activité de la nutrition, qui se fera aux dépens de l'organisme
lui-même , si on ne lui fournit pas des aliments réparateurs.
L'exercice exige donc, et c'est là la condition essentielle de
l'entraînement rationnel , une alimentation réparatrice.

Chapitre III. — *De l'Alimentation dans l'entraînement*

Définition de l'alimentation suffisante. — Ses différences suivant les cli-
mats, les conditions individuelles. — Les professions. — Alimentation
animale. — Alimentation végétale. — Alimentation insuffisante. —
Abstinence alcoolique. — Évacuants.— Rapports de l'alimentation et
de l'exercice.

« L'alimentation sera suffisante, dit Bouchardat[1], lorsqu'elle sera réglée de telle façon que, toutes les fonctions de
l'économie s'exécutant régulièrement, les attributs de la santé
seront conservés, qu'aucun dépérissement ne sera noté , les
aliments étant utilement employés au renouvellement et, s'il
est besoin , à l'accroissement des organes, en ajoutant à leur
substance ou en réparant leur perte. »
Nous ne dissimulerons pas qu'ici nous nous trouvons forcément arrêté par la difficulté de tracer les règles précises d'une
alimentation rationnelle et réparatrice: la race, les habitudes,
le climat, les maladies, sont autant de circonstances qui feront varier à chaque instant la nature et la quantité des aliments. C'est ainsi que la chair musculaire, qui constitue , avec
le pain de froment, la nourriture la plus usitée , est consom-
mée en proportion bien différente par les divers peuples:
« Plus on s'approche de l'équateur, plus s'accroît l'usage de
l'alimentation végétale. C'est le contraire qui arrive à me-

---

[1] Bouchardat, *de l'Alimentation insuffisante*. Thèse de concours. Paris,
1852.

sure que l'on pénètre dans le Nord. L'air froid tend à affaiblir les forces de l'habitant des contrées septentrionales ; il trouve dans une nourriture animale les moyens de résister aux pertes habituelles que lui fait éprouver la rigueur du climat [1]. »

Les professions elles-mêmes influent d'une manière notable sur l'alimentation de chaque individu : « Elles assujettissent l'homme , dit M. Segond [2], à la répétition journalière de certains actes, finissent par modifier son corps et imprimer à sa santé une forme particulière. Ce que nous devons noter dans cette condition de l'organisme , c'est la nature de l'exercice auquel l'individu est soumis. Selon que cet exercice provoquera plus ou moins la surexcitation du poumon, selon qu'il produira une plus ou moins grande fatigue , nous aurons l'explication des influences physiques principales que les divers aliments peuvent exercer dans ces différents cas. Les observations de Lavoisier , de Seguin , de Boussingault, de Dumas , de Liebig , etc., ont établi entre l'acte respiratoire et la consommation des aliments un rapport qu'il est impossible de méconnaître. L'acide carbonique exhalé par le poumon représente une grande partie des éléments organiques attaqués par l'oxygène de l'air. Hippocrate , qui a écrit de si belles pensées sur le régime , a signalé , dans bien des endroits , les relations des aliments et de l'exercice : « L'homme , dit-il , ne peut pas, en mangeant, se bien porter, s'il ne s'exerce pas en même temps ; la nourriture et l'exercice ont des propriétés opposées. » — L'exercice, après la dépense des forces, a pour principal effet d'activer l'action des poumons, c'est-à-dire l'absorption de l'oxygène. Aussi, toutes choses égales d'ailleurs, plus l'exercice activera la respiration et affaiblira l'organisme, plus l'individu devra se nourrir et se réparer.

C'est de ce fait même, on s'en souvient, que nous avons tiré tout à l'heure la conclusion d'une alimentation réparatrice

---

[1] Barbarin (Louis-Léon), *des Principaux Aliments et des Effets de l'alimentation dans l'économie.* Thèse de Paris, n° 212, 1844.

[2] Segond (L.-A.), *de l'Action comparative du régime animal et du régime végétal sur la constitution physique et sur le moral de l'homme.* — *Mémoires de l'Académie de médecine,* t. XV, 1850.

chez le boxeur ; il la trouve, nous l'avons dit également, dans une nourriture presque exclusivement animale. Celle-ci, en effet (l'expérience l'a prouvé), porte l'activité dans tous les organes ; « la digestion est parfaite, l'assimilation facile, la respiration cutanée libre et régulière. Certains matériaux du sang, la fibrine et les globules, tendent à s'accroître ; le pouls estplein et l'individu marche vers la pléthore ; les muscles sont fermes, le développement des forces considérables, l'aptitude au coït manifeste, le système nerveux tonifié, la production de la chaleur active : partout enfin l'excitation et une exubérance de vie, et par suite la disposition aux maladies inflammatoires. Que voyons-nous, au contraire, dans les effets du règne végétal ? La digestion paresseuse, l'extraction des principes alibiles difficile ; l'eau augmente dans les sécrétions, elle dépasse son chiffre normal dans le sang ; la circulation est molle, la production de chaleur faible ; les chairs sont flasques, les forces médiocres ; les organes génitaux semblent s'engourdir ; le système nerveux n'est ébranlé par aucune excitation, et la sensibilité diminue; en un mot, tous les faits organiques trahissent une vie froide et languissante. Cet état de choses poussé plus avant nous présente l'anémie, la chlorose et la disposition à toutes les maladies chroniques[1] .»

Prichard[2] a constaté ce même résultat et cette influence comparative de ces deux régimes exclusifs chez les différents peuples. « Les nations qui ne vivent que d'aliments empruntés au règne végétal, et en quantité à peine suffisante, sont moins vigoureuses que celles qui sont mieux nourries, et il semble que les proportions de leurs membres sont différentes. Les Hindous, c'est un fait bien connu, ont les bras et les jambes proportionnellement plus longs et moins musculeux que les Européens. »

Continuons cette comparaison : au point de vue du développement des forces, tout l'avantage est encore au régime animal. M. William Edwards[3] a calculé avec le dynamomètre les forces d'un individu, à la suite d'un repas exclusivement

---

[1] Segond, *loc. cit.*

[2] Prichard, *Histoire naturelle de l'homme.* Paris, 1843.

[3] W. Edwards, *Archives générales de médecine,* 2ᵐᵉ série. t. VII.

composé de substances animales : une sûreté beaucoup plus
grande dans les mouvements, une énergie plus vive, une puissance plus forte, en ont été les résultats immédiats. Haller
avait éprouvé des effets tout contraires de la diète végétale à
laquelle il s'était soumis pour combattre la goutte dont il
était atteint : « *Semper*, dit-il, *sensi debilitatem universam,
corpus ad laborem ad venerem inertius.* »

M. Bouchardat, dans son cours d'hygiène et aussi dans ses
conférences sur le travail, a rapporté des faits nombreux sur
le développement des forces par le régime animal. Nous ne
les citerons pas; mais nous ne pouvons résister au désir de rappeler ici la curieuse expérience tentée par M. Talabot, député
de la Haute-Vienne. Outre l'intérêt scientifique qui s'y attache, il a une importance trop capitale au point de vue de
l'industrie et de l'économie sociale, pour n'être pas cité une
ois de plus. «Les ouvriers employés aux forges du Tarn
étaient nourris de végétaux ; chaque ouvrier perdait en
moyenne, pour cause de blessures ou de maladies, quinze jours
de travail par an. M. Talabot prit en 1833 la direction de
l'usine ; il voulut que la viande devînt la partie importante
du régime des forgerons, et leur santé s'est accrue au point
qu'ils ne perdent plus que trois journées de travail par an. La
nourriture animale a donc fait gagner douze journées de travail par an[1].»

L'alimentation avec la chair musculaire est si bien dans le
vœu de la nature, qu'elle semble avoir placé l'animal entre
l'homme et les végétaux, comme un estomac vivant, suivant
la pittoresque image de Vandermonde[2]. «Estomac vivant, dit-
il, qui nous broie continuellement des aliments et nous les
prépare.»

L'alimentation végétale, pour tout résumer par un mot, est
une alimentation insuffisante, car les phénomènes qu'elle produit sont identiquement les mêmes. Bouchardat range sous
trois titres les causes d'une alimentation insuffisante : 1º alimentation insuffisante par la quantité ; 2º alimentation suf-

---

[1] *La Presse*, 9 février 1847.

[2] Vandermonde, *Essai sur la perfection de l'espèce humaine.* Paris,
1756.

fisante pour la quantité, mais incomplète pour la qualité ;
3° alimentation suffisante en apparence pour la quantité et la
qualité, mais demeurant insuffisante pour les conditions particulières. Une alimentation végétale jointe aux exercices de
l'entraînement, tels que nous les avons décrits, tiendrait à la
fois de ces deux dernières causes : quels en seraient les résultats immédiats? Il y aurait dépense exagérée d'une part, réparation incomplète de l'autre, par suite dépérissement gra-
duel, inanition. M. Chossat, dans ses belles recherches sur la
mort par inanition, a constaté que le système adipeux et le système musculaire sont ceux qui perdent le plus : le premier
perd neuf dixièmes environ, le second la moitié de son poids[1].
Ce résultat est doublement important pour le sujet qui nous
occupe, car il prouve, d'une part, fait observer M. Béclard[2],
que les deux tissus sont le siége des phénomènes de nutrition
les plus actifs ; d'autre part, nous ne devons pas oublier qu'ils
sont eux-mêmes le siége de grandes modifications apportées
par l'exercice, et que ce serait détruire en partie ses résultats
que d'y condamner le pugiliste.

Et maintenant, pourquoi cette abstinence alcoolique, pourquoi cette abstinence des stimulants du système nerveux ?
Parce que l'on veut éviter chez le pugiliste une excitation
trop grande du centre céphalo-rachidien ; parce que, surtout,
l'alcool est un élément de colorification, et que les praticiens
anglais les proscrivent absolument: nous avons même dit
qu'ils suppriment jusqu'à la graisse de la viande, pour diminuer autant par l'alimentation que par l'exercice le tissu
adipeux en excès. Cette proscription nous semble trop radicale ; si, en effet, elle ne nuit pas à la santé de sujets aussi
robustes que les pugilistes, elle serait dérisoire chez des valétudinaires et des hommes débiles, pour lesquels les aliments
de colorification sont indispensables, surtout pendant l'hiver.
Nous en dirons tout autant du lait, proscrit par les entraîneurs
comme corps gras, et qui pourra rendre d'utiles services,
lorsqu'on appliquera l'entraînement à la thérapeutique.

Que dirons-nous des évacuants, dont nous avons déjà

[1] Chossat, *loc cit.*
[2] J. Béclard, *Physiologie humaine,* Paris, 1866.

expliqué l'action? Nous en comprenons l'utilité, lorsqu'il faut rapidement modifier un organisme pour le jour de la lutte : ils sont au moins inutiles dans toute autre circonstance; l'exercice remplira le même but, moins rapidement, il est vrai, mais plus sûrement.

Si nous avons réussi à être clair dans l'exposé succinct que nous venons de donner de l'exercice et de l'alimentation, toute la théorie de l'entraînement doit apparaître avec lucidité à l'esprit du lecteur. On pourrait presque la résumer par un mot célèbre attribué, croyons-nous, au professeur Chomel : « *On digère au moins autant avec ses jambes qu'avec son estomac;* » car l'entraînement n'a d'autre but que d'activer par l'exercice l'assimilation d'une nourriture abondante et substantielle. Dépenser beaucoup et réparer beaucoup, tel est le double problème si bien résolu par la méthode des pugilistes. L'exercice augmente l'appétit; l'élève mange énormement. Peut-il s'en tenir là ? Non, évidemment, car nous avons vu qu'une alimentation réparatrice sans dépense conduit à la pléthore. L'élève dépensera donc de nouveau, pour réparer ensuite, et son organisme, incessamment conduit dans ce cercle complet, acquerra forcément les qualités cherchées.

« Si l'on soumet, dit M. Segond [1], au régime animal exclusif une personne qui, par profession, vit sédentairement, cette nourriture la fatiguera, rendra sa tête lourde et pesante et lui fera sentir tous les effets de la réplétion. Si, au contraire, chez l'ouvrier qui quitte un travail pénible, tout haletant et baigné de sueur, vous opérez la nutrition avec des végétaux, ceux-ci seront insuffisants et répareront incomplétement ses forces épuisées. Ces deux exemples suffisent pour faire comprendre toutes les influences intermédiaires.»

Comprend-t-on maintenant pourquoi nous avons condamné l'entraînement des jockeys, des plongeurs et des coureurs?

---

[1] L.-A. Segond, *loc. cit.*

Chapitre IV. — *Des Soins de la peau et de quelques autres modificateurs dans l'entraînement.*

Action des frictions. — Des Bains. — Hydrothérapie et Eaux thermales. Air pur. — Influences morales. — Conclusion.

Une des recommandations sur lesquelles on insiste avec le plus de raison dans l'entraînement est la friction, immédiatement après l'exercice: friction rude avec un gros linge ou une brosse, friction qu'on fera d'autant plus active que la transpiration aura été plus abondante, qu'on répétera enfin après chaque bain ou même chaque lavage. Cette pratique a pour but essentiel d'éviter un refroidissement, d'activer la circulation à la périphérie du corps ; elle est encore un sédatif puissant, et lutte avec avantage contre la fatigue. Dans toutes les circonstances, enfin, où l'on a à lutter contre un brusque changement dans la température du corps, c'est à ces frictions qu'on aura recours avec avantage.

L'activité du système tégumentaire, le rôle incessant qu'elle joue dans les exercices de l'entraînement, explique les soins minutieux de propreté qu'on exige des pugilistes. « J'estime le baigner salubre, dit Montaigne, et crois que nous encourons nos légières incommoditez en notre santé, pour avoir perdu cette coustume. » Mais là n'est pas le seul but des bains froids usités dans l'entraînement. On sait quels bons effets ils produisent au bout de quelques jours, si on les a pris avec régularité: ils fortifient la peau et y développent une véritable sensation de bien-être; tonifiée par ce précieux moyen, elle résiste avec plus d'avantage aux chaleurs; les sueurs provoquées par l'exercice ou le soleil diminuent; l'impressionnabilité au froid est moins grande, et, sous l'influence de ces bains, l'élève pourra bientôt s'exposer sans crainte aux variations de l'atmosphère. Les muscles eux-mêmes gagnent en force, en souplesse ; il n'est pas jusqu'à l'appétit qui n'acquière une plus grande vivacité. Le bain devient, pour le sujet qu'on entraîne, un tonique, un stimulant et un sédatif. L'action des s est si active sur l'économie, surtout quand elle est jointe à l'exercice, que nous ne pouvons nous empêcher d'établir quelques points de comparaison entre l'entraînement et l'hydrothérapie. Si l'on se rappelle que l'hydrothérapie est tour à tour antiphlogistique, sédative, hyposthénisante, excitante, résolutive, révulsive, sudorifique, névrosthénique [1]; si l'on se rappelle que Priesnitz recommandait l'exercice à ses malades [2], que sa table était servie de mets sobres et substantiels à la fois, il sera permis de se demander si les deux méthodes ne se touchent pas par un côté. Nous ajouterions volontiers que les eaux thermales doivent souvent — puissent les hydropathes nous pardonner ce blasphème ! — leur efficacité à l'emploi journalier des exercices physiques, et, pour nous mettre à l'abri derrière une autorité, nous invoquerons le nom de Ribes [3], qui adopte cette idée. Oui, pour nous, dût-on nous accuser de paradoxe, nous trouvons dans le traitement thermal, convenablement dirigé, les préceptes de la méthode dont il est ici question. Comme pour compléter l'analogie et la rendre plus fréquente, l'air pur que l'on recommande avec tant de soin aux pugilistes est un de ces puissants modificateurs que l'on retrouve à coup sûr dans la plupart des stations ; il y agit en provoquant l'oxygénation du sang, en activant la respiration, en développant l'appétit. Nous y trouvons même, en partie, ces influences morales si actives, et pourtant si difficiles à rendre favorables, comme nous le constatons en commençant. Qui ne sait que les distractions d'un voyage, les nombreux agréments d'une ville d'eaux, amènent forcément chez le malade ce repos de l'esprit qu'on lui eût vainement prescrit ailleurs ; les montagnes elles-mêmes, dont la plupart de nos établissements thermaux sont entourés, deviennent un aliment pour l'imagination et peuvent faire taire un moment, par la vue de leur grandiose beauté, les douleurs physiques et les préoccupations morales.

« Éviter les préoccupations tristes, la colère, l'envie, la contention d'esprit trop soutenue ; combattre ses passions,

---

[1] Schédel, *Examen critique de l'hydrothérapie.* Paris, 1843.

[2] On nous objectera sans doute que Priesnitz, qui vantait l'exercice, condamnait la gymnastique. Mais on comprend sans peine qu'un simple paysan de Silésie ait pu commettre une erreur.

[3] Ribes, *loc. cit.,* p. 466.

éloigner les causes des chagrins ; vivre autant que possible en
paix et en joie avec des habitudes journalières bien réglées »
telles sont les recommandations que Bouchardat[1] fait à ceux
qu'il soumet à l'entraînement. Nous craignons bien qu'il ne
soit souvent impossible d'obtenir un pareil résultat....

Voilà donc l'entraînement empirique usité par nos voisins
au profit d'un art sauvage, si toutefois on peut donner ce nom
à cette grossière et déplorable pratique de la boxe. Ce qu'ils
ont pu faire dans un but lucratif, l'hygiène ne pourra-t-elle
pas le faire à son tour en faveur des valétudinaires et des
malades? ne sera-t-il pas possible de reconstituer un organisme épuisé ou de lutter contre une prédisposition hérédi-
taire? Et une méthode qui transforme en deux ou trois mois
un individu faible, lourd, épais, à la respiration pénible et
haletante, en un homme leste, vigoureux, actif, infatigable,
restera-t-elle désarmée le jour où on l'érigera en méthode
thérapeutique? La réponse peut-elle être douteuse, et se
trouvera-t-il un malade qui, convaincu de l'efficacité de ce
traitement hygiénique, ne s'empresse d'en utiliser la puissance?

---

[1] Bouchardat, *Entraînement des pugilistes, loc. cit.*

SECONDE PARTIE

De l'Entraînement au point de vue prophylactique

« A chaque période de la vie correspond une
forme de santé, une manière d'être générale ; il
est essentiel d'en tenir compte dans l'indication
des règles hygiéniques. »

M. Lévy, *Traité d'hygiène privée et publique,*
t. I, p. 95.

CHAPITRE Ier.— *De l'Entraînement chez les enfants.*

Définition de la prophylaxie. — Son but chez l'enfant. — De la Gymnastique et de ses divers moyens. — De l'Entraînement, méthode de
prophylaxie dans les colléges. — Exercice. — Alimentation. — De
l'Entraînement, méthode de prophylaxie dans les ateliers et les manufactures.

Nous définirons la prophylaxie : une méthode qui a pour
but de prévenir les maladies auxquelles l'homme est sujet,
par les ressources combinées de l'hygiène et de la matière
médicale.

Est-il possible, dans l'état actuel de la science, de prévenir
par cette méthode une maladie prise en particulier ? Nous ne
le pensons pas : si nous en exceptons, en effet, les maladies
violentes, dans lesquelles certaines précautions doivent être
imposées à tous ceux qui s'exposent à l'insertion d'un virus,
on peut affirmer que la prophylaxie des maladies se résume
dans la rigoureuse observation des lois de l'hygiène d'une
part, dans l'application de quelques médicaments d'autre part,
dans le but de ramener certaines constitutions à l'état physiologique le plus complet. Personne ne nous démentira si nous

disons que celui dont les soins constants auront été appliqués à établir dans son organisme l'équilibre le plus parfait, et qui y sera parvenu, sans se préoccuper de lutter à l'avance contre telle ou telle maladie, que celui-là, disons-nous, aura fait la prophylaxie la plus sérieuse et la plus rationnelle.

Ainsi, et c'est là que nous voulions en venir, la prophylaxie hygiénique — la seule dont il doive être question ici — devra lutter, non pas contre une diathèse en particulier (ce serait le traitement curatif lui-même), mais contre les désordres d'une constitution étiolée ou d'un tempérament affaibli ; son but constant sera de ramener chaque organisme à son état physiologique, et, s'il lui était donné d'y arriver, la maladie deviendrait presque un mythe, puisque le champ où elle sème journellement ne serait plus préparé pour la recevoir. L'étiologie de la phthisie est encore un problème ; mais on sait qu'elle n'atteint d'ordinaire que les sujets de complexion délicate, les organismes entachés de lymphatisme. Que l'hygiène, avec ses admirables ressources, parvienne à fortifier cette constitution, fasse disparaître en même temps cette prédominance funeste du système lymphatique, et il y a tout lieu de croire que le tubercule ne viendra pas entacher une nouvelle victime. Pour citer encore un exemple, on sait l'influence funeste exercée sur les congestions et les apoplexies sanguines par une constitution trop robuste et par la trop grande activité du système circulatoire. Diminuons cet excès de santé, qui constitue déjà une absence de la santé ; faisons disparaître cette pléthore, et nous mettrons le sujet à l'abri d'un funeste et foudroyant accident. Telle est, en deux mots, la prophylaxie hygiénique, telle que nous la comprenons. Muni des armes bienfaisantes que l'hygiène rationnelle a mises entre les mains du médecin, nous attaquerons tour à tour les tempéraments et les constitutions ; nous ferons la part de chaque idiosyncrasie, de chaque circonstance individuelle, et, si quelque chose peut amener un heureux résultat, cuirasser, contre les éventualités de la vie, le sujet soumis à nos soins, le succès viendra indubitablement couronner nos efforts. Voit-on alors de quelle utilité peut devenir, entre des mains habiles, la précieuse méthode de l'entraînement ? Voit-on comment l'on pourra changer un valétudinaire dans l'espace de quelques semaines? Voit-on enfin comment, sans battre directement en brèche une affection qu'on n'a fait que prévoir, dont l'existence future est même encore problématique, on aura à l'avance *entraîné* un homme à la lutte contre les mille manifestations de la maladie.

Nous nous abstiendrons, par conséquent, ici, en traitant de l'entraînement au point de vue prophylactique, de traiter successivement de chacune des maladies qui affligent l'humanité, et nous nous contenterons de poser quelques règles générales d'une méthode appelée à produire de merveilleux résultats. Mais, ainsi que le dit l'épigraphe de ce chapitre : à chaque période de la vie correspond une forme de santé, une manière d'être générale ; l'enfant, l'adulte, le vieillard, présentent, dans l'ensemble de tout leur être, des différences notables, et tel procédé thérapeutique, utile à l'un, deviendra nuisible et fatal à l'autre. Adressons-nous alors à ces trois âges de la vie humaine ; cherchons à établir les conditions spéciales qui les entourent ; ayons même en vue, d'une façon toute spéciale, si l'on veut, les affections les plus ordinaires à ces âges divers, et avec ces guides marchons en avant.

« La vie est une, a dit un médecin philosophe [1], le berceau se lie à la tombe ; une santé caduque, une existence pénible, une mort hâtive, dépendent souvent d'une santé mal dirigée.» La vérité de cet axiome est, hélas! indubitable, et, pour s'en convaincre, il suffit de jeter les yeux sur les victimes d'une éducation physique négligée dès leur bas âge. La faiblesse de l'enfant, sa constitution délicate, les maladies auxquelles il est trop souvent sujet, et dont la plupart prennent leur source dans une exagération du lymphatisme ou une extrême impressionnabilité du système nerveux : tout parle en faveur de l'importance des soins hygiéniques dont cet âge de la vie doit être l'objet.

C'est surtout à cette époque de l'existence que l'homme sent le besoin de l'exercice et du mouvement. «L'adulte se conserve par l'exercice régulier, dit Bouchardat [2] ; l'enfant se

---

[1] Réveillé-Parise, *Traité de la vieillesse, hygiénique, médical et philosophique.* Paris, 1853.

[2] Bouchardat, *le Travail, loc. cit.*

conserve et s'accroît surtout pour ce qui a trait aux organes
de la vie de relation, par l'exercice progressif de ces organes.
Il y a donc pour lui une double nécessité d'un exercice régulier, par suite, aussi, double nécessité d'une alimentátion
substantielle et tonique ; car elle devra à la fois réparer les
pertes incessantes de son organisme et suffire aux exigences de
la croissance. Qui n'a souvent constaté cet état chez l'enfant, à
cette époque indécise où il semble hésiter entre les attributs
du jeune âge et ceux de la virilité ? Il en a presque la taille ;
mais, à son corps amaigri, à sa pâleur, à sa faiblesse, on recon-
naît bien vite les mystérieux phénomènes qui s'accomplissent
dans son organisme. Ce n'est certes pas chez l'enfant qu'il
faudra chercher les manifestations d'un tempérament sanguin ; le sang suffit à peine à vivifier ses organes, à les nourrir dans leur mouvement progressif, et, plus leur croissance
s'exécute avec rapidité, plus il sera à craindre de voir l'empreinte d'un tempérament lymphatique s'imprimer sur sa
physionomie. Réparons donc ce corps qui s'affaiblit, et, pour
faciliter cette réparation, dirigeons, par l'exercice, l'estomac
du jeune sujet, comme nous avons vu qu'on le faisait pour le
pugiliste. Ne craignons pas de lui fournir des aliments de
calorification: l'activité de ses fonctions respiratoires en
exige une grande quantité. Donnons-lui encore et surtout des
aliments de force, pour activer son système musculaire, dont
l'influence sur le corps tout entier est capital, nous l'avons
dit ; enfin et surtout qu'il exerce sans cesse, dès les premières
années, ses membres délicats qui ne deviendront forts et vigoureux que par ce seul moyen.

Mais à quel exercice devra se livrer un enfant ? Ne l'a-t-on
pas compris déjà, et quel autre que la gymnastique pourrait
remplir le but que l'on se propose ?

«La gymnastique, dit Foissac [1], est l'art d'exercer avec méthode l'ensemble de l'appareil locomoteur ou quelque partie
de cet appareil, soit pour augmenter la force d'action du
système musculaire, soit pour conserver et rétablir la santé.»

[1] *De la Gymnastique des anciens comparée avec celle des modernes
sous le rapport de l'hygiène.* Paris, 1838, in-8°.

« Le but de la gymnastique, dit à son tour M. Ch. Heiser [1], est : 1º d'entretenir la santé ; 2º de développer harmoniquement toutes les parties du système organique ; 3º d'augmenter les forces du corps ; 4º de lui faire acquérir non-seulement force et beauté, mais la souplesse, l'agilité et la vigueur nécessaires dans mille et mille circonstances. »

On comprend que nous n'avons pas la prétention de donner une large place ici à cette précieuse méthode de perfectionnement. Toutefois l'enseignement de la gymnastique entre d'une manière trop intime dans le plan d'un *entraînement hygiénique*, tel que nous le voudrions voir appliquer, pour ne pas nous y arrêter quelques instants et résumer brièvement ses moyens et ses effets. Avec la plupart des savants qui se sont occupés de l'enseignement de la gymnastique, on peut diviser les exercices qu'elle embrasse en exercices actifs, exercices passifs, exercices mixtes : « Les exercices actifs, dit Ch. Londe [2], seront ceux dans lesquels notre corps se meut de lui-même en totalité ou en partie, mais dans lesquels il est toujours seul agent du mouvement, par exemple la course, le saut. — Les exercices passifs, ceux dans lesquels notre corps est mû par un autre corps, ou mieux ceux dans lesquels notre corps, placé dans un réceptacle quelconque, est mû avec ce réceptacle par une force étrangère ; par exemple, la promenade en voiture, le bercement, etc.— Les exercices mixtes, ceux qui tiennent à la fois des premiers et des seconds et dans lesquels, bien que notre corps soit mû par un autre, quelques-unes de ses parties n'en entrent pas moins d'elles-mêmes en action. Tel est l'exercice du cheval ; tel est celui qu'on prend dans une nacelle, lorsqu'on en dirige le cours en agitant les avirons.»

« Les exercices actifs, dit encore cet auteur [3], pratiqués dès le jeune âge, paraissent activer la nutrition du système osseux locomoteur ; ainsi les contractions musculaires le développent d'abord en totalité, et de plus elles augmentent

---

[1] Charles Heiser, *Traité de gymnastiqu? raisonnée, au point de vue orthopédique, hygiénique et médical.* Paris, 1854.

[2] Ch. Londe, *Gymnastique médicale.* Paris, 1821.

[3] Ch. Londe, *loc. cit.*

le volume des éminences d'insertion et la profondeur des cavités de réception. Mais c'est surtout dans le système musculaire que se manifeste d'une manière remarquable cette activité de nutrition si bien caractérisée par les formes herculéennes des statues antiques. Les muscles deviennent aussi plus fermes chez les personnes qui prennent beaucoup d'exercice, tandis que, chez les gens sédentaires, ils sont et moins volumineux et plus mous ; aussi l'embonpoint que prennent ces derniers doit-il plutôt être attribué à une pléthore lymphatique et à une augmentation dans la sécrétion de la graisse qu'à une nutrition plus active du système musculaire. » Ce résultat, nous l'avions déjà constaté chez les pugilistes ; nous avons même indiqué par quels moyens ils luttent contre cette pléthore lymphatique et cette exubérance du tissu adipeux.

Les exercices passifs n'agissent pas de la même manière : « ils ébranlent tous les tissus, écrit M. Villain [1], spécialement les viscères : au lieu que, dans les exercices actifs, le tissu cellulaire interstitiel était le plus fréquemment résorbé, dans ceux-ci il se développe davantage, et chacun a pu remarquer que les cochers sont généralement chargés d'embonpoint au contraire des marcheurs de profession, qui sont presque tous maigres. La digestion est favorisée par le mouvement passif ; l'absorption est un peu activée ; la circulation et la calorification ne subissent que peu de modification, et, si quelques sécrétions, celles du rein par exemple, sont notablement augmentées, c'est pour suppléer à la transpiration cutanée, qui se fait moins abondamment. » Somme toute, la stimulation générale est douce et la nutrition gagne à ces exercices, « qui » tonifient sans stimuler, et répartissent par tout le corps » l'énergie et la force [2]. »

Les exercices mixtes participent, dans leurs effets, des deux genres d'exercice, auxquels ils empruntent leurs moyens d'action.

Telle est, d'une manière générale, l'effet produit par les nombreux exercices de la gymnastique ; nous avons déve-

---

[1] Villain (L.-A.), *loc. cit*
[2] Ch. Londe, *loc. cit*

loppé trop longuement déjà cet intéressant sujet, pour qu'il soit nécessaire d'y revenir encore.

Amoros, auquel on doit une des premières applications de cet art en France, divisait plus simplement les exercices en exercices élémentaires et en exercices d'application. « Les premiers ne consistent qu'en un petit nombre d'actions exécutées par des muscles peu nombreux; ils ont pour objet de préparer à des actions plus générales. Les autres exigent les efforts de tout l'appareil locomoteur, et se composent de l'emploi simultané ou successif d'un plus ou moins grand nombre de mouvements simples. C'est constamment par les exercices du premier genre que doivent commencer les travaux gymnastiques.

De cette manière, on fait passer l'élève du simple au composé, de ce qui est facile à ce qui l'est moins; on développe graduellement toutes les parties du corps, et l'on dispose les muscles à faire chaque jour des efforts plus puissants, à exécuter des mouvements plus compliqués. C'est en procédant avec cette méthode, et en n'exigeant jamais des élèves que ce qu'ils peuvent faire sans crainte, que l'on évite sûrement, dans le gymnase normal, les dangers que certains exercices pourraient présenter. Des filets et mille autres moyens de précaution sont d'ailleurs disposés sous les machines, pour rendre les accidents impossibles. Parmi les exercices simples ou élémentaires, sont rangés un grand nombre de mouvements isolés des membres thoraciques et abdominaux, plusieurs espèces de luttes, la marche, la course, le saut, la suspension par les mains, etc., la voltige, le passage des poutres vacillantes, le saut avec la perche, constituent quelques-uns des exercices compliqués les plus remarquables[1]. »

Il ne sera pas inutile d'analyser brièvement ici ces différents exercices.

« Presque tous les exercices élémentaires sont exécutés par les élèves placés sur une même ligne, et réglés par des chants dont le rhythme est plus ou moins rapide. Ces exercices consistent, pour les membres thoraciques, en des

---

[1] Bégin, *Dictionnaire abrégé des sciences médicales,* art. *Gymnastique.* Paris, 1823.

mouvements de projection d'avant en arrière, d'élévation, d'abaissement et de circumduction des bras; pour les extrémités pelviennes, ils se composent de flexions et d'extensions alternatives de la cuisse et de la jambe, et d'espèces de sautillements très-rapides sur place; enfin la colonne dorsale est assouplie par des inclinaisons antérieures, postérieures et latérales, durant lesquelles ont lieu une multitude de positions qui préparent aux équilibres. Dans tous les mouvements dont il s'agit, les membres parvenus à la position qui est la tenue de l'exercice s'y arrêtent brusquement et y demeurent un instant immobiles, de manière à ce que tout le système musculaire de la partie et la colonne dorsale elle-même éprouvent un ébranlement profond, qui les fortifie. Indépendamment des attitudes gracieuses que ces arrêts produisent, ils ont pour effet d'augmenter l'influence de la volonté sur les muscles, et de rendre les élèves tellement maîtres de leurs mouvements, qu'ils puissent les arrêter, quelle qu'en soit la force, à toutes les périodes de leur durée. Pour les membres abdominaux, les exercices dont il s'agit ont encore l'avantage de rendre les articulations plus flexibles et de préparer les sujets à la course [1]. »

Parlerons-nous maintenant de la marche, qui exige non-seulement l'action des membres inférieurs, mais encore celle du tronc et des membres supérieurs; du saut, qui résulte d'une impulsion assez forte pour animer le corps d'un mouvement supérieur à son poids, et qui met en action les membres et tout le corps, d'abord courbé sur lui-même, puis se redressant comme un ressort; de la course, qui tient à la fois de la marche et du saut, exercices souvent usités dans nos gymnases, et qui, combinés ensemble, permettent d'exercer successivement ou simultanément chacun des muscles du corps [2]?

---

[1] Bégin, *loc. cit.*

[2] Voyez à ce sujet: Gerdy, *Physiologie*, t. I. Paris, 1832. — Michel Lévy, *Hygiène publique et privée*, t. II. Paris, 1862. — Chevallier, *du Saut tangentiel chez l'homme et chez les animaux*. Thèse de Paris, n° 104, 1840. — Levasseur (H.), *du Saut vertical, de sa théorie*. Thèse de Paris, n° 205, 1840. — Giraud Teulon, *Principes de mécanique animale* ou *Étude de la locomotion chez l'homme et les animaux vertébrés*. Paris, 1858, chap. IV. *Théorie du saut*. (Communiqué à l'Académie des sciences, juillet 1855.) — Bouchardat, *le Travail, son influence sur la santé*. Paris, 1863.

Le gymnase nous fournira encore l'exercice des dumbs-bells et des altères, si puissants pour développer la poitrine et les membres thoraciques : chaque mouvement, en effet, agit sur la cage thoracique par les muscles élévateurs qui y prennent insertion. Nous pouvons tour à tour soumettre, pour ainsi dire, chaque région musculaire à l'exercice forcé, en utilisant les nombreux engins du portique, les mâts, les perches, les cordes, le trapèze ; en faisant lutter avec les doigts, avec la main, les avant-bras, les épaules. Chaque mouvement, entre des mains habiles, deviendra un agent incitateur de telle ou telle région.

Il est d'autres exercices encore dont l'action pour le corps devient générale : tels sont l'escrime, la danse, la natation.

L'escrime, exercice violent et qui demande une certaine vigueur pour être supporté et exécuté convenablement, présente des mouvements très-divers dans les membres abdominaux et thoraciques, qu'il est difficile de décrire. En effet, tantôt on marche en avant, en arrière ; tantôt, immobile sur les membres inférieurs, on n'agite que les supérieurs, toujours munis d'une arme piquante, tranchante ou contondante, avec laquelle on porte des coups à son adversaire, ou qui sert à parer ceux qui nous sont adressés. Mais le mouvement principal qui caractérise l'escrime, c'est ce qu'on appelle *se fendre* et *s'effacer* [1].

« L'escrime nécessite une grande variété d'attitudes, dit M. Michel Lévy [2] : la souplesse des articulations, de rapides alternatives dans les mouvements de flexion et d'extension, de pronation et de supination, dans tous les muscles des jambes, des cuisses, des bras, dans plusieurs muscles du torse et de la tête, etc. Comme c'est la main qui porte et qui pare les coups, l'escrime perfectionne les mouvements partiels de la main (parades) et ceux de l'avant-bras (bottes) ; elle les combine, les mêle, pour tromper l'adversaire par de fausses attaques (feintes) : l'assaut est l'image d'une lutte à outrance. Dans la défensive, les muscles de l'avant-bras et de la main

---

[1] Voyez Maurel (J.), *des Exercices dans lesquels le corps entier est en mouvement*. Thèse de Paris, n° 298, 1840.

[2] Michel Lévy, *loc. cit.*, p. 358.

sont les seuls qui agissent avec force. Dans la fente, le corps,
supporté par les membres inférieurs fléchis, se projette brusquement en avant par l'extension de l'un de ses membres pelviens et l'abaissement simultané du membre thoracique du
même côté. Pour la reprise de la position dite *en garde*, le
tronc est vivement reporté à sa place par l'effort combiné d'un
bras, des muscles postérieurs du tronc et des deux membres
inférieurs. Il n'est pas d'exercice qui exige autant de force,
de vivacité et de précision dans les actes musculaires et les
poses du corps. L'excitation de la lutte tend tous les ressorts,
supplée à la force, fait taire la sensation de fatigue. Cet exercice développe surtout les muscles des membres, moins les
jambes que les cuisses, assouplit les ligaments articulaires,
distend la poitrine et agrandit ses diamètres, donne à tous
les mouvements plus de prestesse et de sûreté, aux attitudes
plus d'aisance et de fierté, imprime au tronc et aux viscères
des commotions saccadées, qui activent la circulation, applique les yeux à la juste mesure des distances et renforce
leurs facultés d'accomodation, « réagit sur les facultés cérébrales en accélérant les déterminations et en procurant à tout
homme le sentiment de ses forces.»

L'escrime n'a qu'un inconvénient : c'est de développer
outre mesure les membres thoracique et pelvien droits, et par
suite la moitié correspondante de la cage thoracique et du
bassin. Il sera facile de combattre ce défaut d'équilibre dans
la nutrition, en rendant l'élève ambidextre, et en le faisant
combattre tour à tour avec l'une et l'autre main.

La danse — qu'on nous pardonne ce sujet frivole, l'hygiène
embrasse tout — peut en partie rendre à la femme les services
que l'escrime rend à l'homme. Les mouvements généraux de
la danse se composent, en effet, de la marche, du saut et de la
course. Chacun de ces genres de locomotion est exécuté seul
ou réuni l'un à l'autre, suivant certaines règles qui varient à
l'infini. L'action de presque tous les muscles de la locomotion
générale et de la respiration participe à l'exécution de tous
les mouvements de cet exercice, les uns pour exécuter ces
manœuvres, et les autres pour maintenir l'équilibre du corps
ou pour modifier la respiration, afin que, dans tous les mouvements variés et les attitudes diverses, la ligne de gravité du

corps ne sorte pas de sa base de sustentation, condition nécessaire pour prévenir les chutés. Toutes les articulations mo-
biles, excepté celles de la mâchoire, exécutent tous leurs mouvements simultanément ou alternativement, vite ou lentement,
en totalité ou en partie. On comprend combien peut être utile
aux femmes, et aux filles surtout, condamnées par leur travail
à être constamment assises, l'exercice de la danse, qui viendra
rompre à propos cette inaction forcée, entretiendra ou rétablira la sensibilité des organes gastriques et utérins, auxquels
le repos et l'absence d'exercices sont si souvent funestes[1].

La natation, par les mouvements continus qu'elle exige
pour se soutenir à la surface de l'eau, par la contraction qu'elle
produit dans le tronc, devenu par sa rigidité un point d'appui
pour les membres, est éminemment propre à développer l'ensemble du système musculaire. Ajoutons que la poitrine elle-
même doit être presque constamment dilatée, pour diminuer
la mobilité du point d'attache des muscles qui s'insèrent aux
parois élastiques de cette cavité, et rendre en même temps le
corps spécifiquement plus léger[2]. La natation a enfin un autre
avantage : ces mouvements, qui n'occasionnent aucune perte, à
cause du milieu froid et dense dans lequel ils ont lieu, augmentent considérablement les forces générales et amènent la sédation du système nerveux. « L'effet tonique du bain froid sans
mouvement ne serait que momentané, dit Ch. Londe[3], ou
plutôt ce bain froid ne serait que stimulant, si l'on ne consi-
dérait que la réaction, puisque Sanctorius a prouvé qu'après le
bain froid les corps transpirent davantage et deviennent sensiblement plus légers. »

Un mot enfin de l'équitation.

Dans l'acte de l'équitation, l'homme suit les mouvements
de la base mobile qui le supporte. Chaque fois que l'animal
sur lequel il se trouve se déplace, à l'instant où ses membres
portés en avant rencontrent le sol, et sont ainsi forcés de.

---

[1] Voyez Rémy (P.-E.), *Dissertation médicale sur l'exercice de la danse.*
Thèse de Paris, n° 12, 1824. — Michel Lévy, *loc. cit.*, p. 357.

[2] Bentejac (L.), *de la Nage sous le rapport de l'hygiène.* Thèse de Paris,
n° 35, 1839.

[3] Ch. Londe, *Dictionnaire de médecine et de chirurgie pratiques*, art.
Gymnastique. Paris, 1832.

supporter le poids du corps , un choc a lieu , c'est-à-dire que
tout le mouvement d'impulsion donné au corps de l'animal se
trouve répercuté sur lui-même et lui fait éprouver une secousse
qui se communique au cavalier. Ces secousses se répètent à
des intervalles plus ou moins rapprochés, suivant la rapidité
de la marche de l'animal, et elles sont plus ou moins fortes
suivant l'allure de ce dernier , la nature du terrain , la qualité
du cheval et l'habileté de celui qui le monte[1]. D'après quelques auteurs, ce serait à l'augmentation des sécrétions et aussi
à la succession des organes abdominaux, amenant une véritable érection glandulaire et une augmentation des mouvements vermiculaires, que serait dû le développement de
l'abdomen habituellement constaté chez les cavaliers. Quoi
qu'il en soit de cette explication, constatons qu'en donnant
de la tonicité à tous les systèmes vasculaires, en faisant péné-
trer plus aisément le sang dans tous les tissus et jusque dans
les derniers ramuscules capillaires , en sollicitant par la suc-
cussion des viscères abdominaux la sécrétion des fluides gas-
trique, biliaire et pancréatique, l'équitation relève les forces
organiques. En même temps, l'espèce de gymnastique qu'elle
commande contribue au développement et à la vigueur du
système musculaire, particulièrement des membres pelviens
et du bassin lui-même. Enfin, en obligeant le cavalier à dilater
constamment sa poitrine, elle amène forcément celle-ci à acquérir une ampleur de plus en plus considérable.

Nous ne parlerons pas ici des différents exercices que l'on
pourrait assimiler à la gymnastique, par les mouvements
continus qu'ils exigent : le billard, le jeu de paume, la chasse
elle-même peuvent devenir un remède héroïque entre des
mains habiles.

Telle est donc la gymnastique, dont personne assurément
ne conteste l'utilité ; mais quel usage en pourra-t-on faire
dans un but de prophylaxie, et quel rapport allons-nous y

[1] Voyez Pierron , *Dissertation sur l'exercice de l'équitation.* Thèse de
Strasbourg, 1828. — Legay, *Essai sur l'équitation.* Thèse de Montpellier,
n° 32, 1834. — Colin, *Traité de physiologie comparée des animaux domestiques.* Paris, 1854.

trouver avec l'entraînement ? —Nous avons dit que l'entraînement prophylactique, tel que nous le comprenons, s'adresse non plus aux valétudinaires, mais à l'ensemble même des individus susceptibles de modifier avantageusement leur constitution ou leur tempérament. Nous avons dit ailleurs que l'entraînement est pour nous une méthode basée sur l'exercice et l'alimentation combinés dans un rapport variable, suivant le but qu'on se propose [2]. Or, chez l'enfant ou le jeune homme, nous ne pouvons avoir d'autre but que d'activer la nutrition; pour augmenter le développement de ses organes, nous lui ferons, comme pour le pugiliste, dépenser le plus possible, pour réparer aussi le plus qu'il se pourra. A la gymnastique incombera la première partie de la tâche ; une alimentation tonique et réparatrice remplira la seconde.

Mais là n'est que le principe de la méthode, et, le jour où l'on voudra en venir à son application, nul doute qu'on ne soit bientôt entravé par des difficultés sans nombre. Ces obstacles, serions-nous assez heureux pour les lever ? Nous n'osons l'espérer ; mais, puisque l'hygiène est avant tout une science pratique, nous aurions mauvaise grâce à nous contenter de la théorie. Mettons donc les principes émis à exécution et cherchons à rendre utile, pratiquement utile, la méthode de l'entraînement.

Il n'est pas nécessaire d'avoir longuement réfléchi aux conditions particulières du jeune âge, pour demeurer bientôt convaincu qu'une différence capitale sépare en deux classes distinctes la jeunesse de nos jours. Le pauvre et le riche, ces deux antipodes de la société, se retrouvent dès l'enfance, et cette distinction toute sociale devient le point de départ de conditions hygiéniques essentiellement différentes. Aux uns incombe une lourde tâche, celle de gagner leur pain à la sueur de leur front; aux autres, celle de développer leur intelligence par des études continues et trop souvent peu en rapport avec leur âge et leur santé. Aux premiers appartient le travail manuel, avec ses fatigues et ses continuels efforts ; aux seconds, le travail intellectuel, avec son incessante activité cérébrale, son repos musculaire forcé. Pour les uns, c'est

[1] Voyez page 20.

l'atelier et l'abus de la force physique ; pour les autres, c'est le collége et l'abus de la vie affective. Nous étudierons successivement ces deux grandes divisions.

Les enfants destinés aux carrières libérales travaillent trop... Il n'y a pas assez longtemps que nous avons quitté les bancs du collége, pour que notre voix puisse faire autorité en semblable matière : nous invoquerons donc le témoignage de nos maîtres. Nous pourrions en citer beaucoup ; contentons-nous de quelques-uns.

« L'instruction des enfants commence trop tôt, écrit Michel Lévy [1] : on n'attend pas que leurs organes soient affermis, leur santé constituée ; on en fait des êtres mal équilibrés ; leur cerveau s'irrite par l'exercice inopportun ou forcé de la pensée, leurs organes deviennent pour l'esprit des instruments imparfaits ou trop faibles. La conception et la génération intellectuelle exigent la maturité de la substance cérébrale et la consolidation des rapports du système nerveux avec le système musculaire et les autres organes. Les études précoces, les contentions de l'esprit, sont pour un enfant de quatre à six ans ce que les excitations génitales sont pour un impubère. Plus tard, quand l'éducation sera en pleine activité, l'œil du médecin devra veiller toujours sur les effets qu'en éprouvent la nutrition, l'innervation, la contractilité musculaire, etc. L'habitude d'apprendre aux enfants plusieurs langues à la fois retarde le développement de la parole et compromet la lucidité de leur cerveau. »

« Si l'on examine attentivement le système généralement adopté de nos jours pour l'éducation de la jeunesse, dit à son tour Bégin [2], il sera facile de se convaincre que cette éducation a pour effet exclusif de développer les facultés intellectuelles, et qu'elle laisse dans une inaction presque complète les organes des sens et ceux de la locomotion. On accroît la sensibilité, on perfectionne les fonctions cérébrales, tandis que les forces physiques, pour ainsi dire méprisées, restent sans exercice et sans application. Pourquoi donc ne pas faire

[1] Michel Lévy, *loc. cit.*
[2] Bégin, *Dict. abrégé des sciences médicales, loc. cit.*

marcher sur la même ligne l'éducation des muscles, celle des sens externes et celle de l'intelligence? Quel motif raisonnable pour engager à négliger le perfectionnement de la moitié des facultés humaines? Ne peut-il résulter aucun inconvénient, pour la santé des enfants, d'une vie trop inactive et d'une exaltation continuelle de la sensibilité cérébrale? Durant les courts intervalles de leurs récréations, les élèves, s'abandonnant aux impulsions de l'instinct, se livrent, il est vrai, à des jeux plus ou moins variés, mais sans autre mobile que le plaisir; chacun d'eux choisit l'exercice qui lui fournit le plus de chances de triomphe; il exerce presque exclusivement les parties de son corps les plus fortes et celles de ses facultés qui sont le plus développées: dès lors, les organes qui demeurent nactifs ne font aucun progrès, et c'est pour ainsi dire à leurs dépens que les autres se développent et deviennent plus vigoureux. Aucun de ces inconvénients n'aurait lieu si, profitant du besoin d'agir dont les enfants sont tourmentés, on dirigeait méthodiquement leurs exercices. On préparerait ainsi à l'état une génération d'hommes vigoureux de corps et d'esprit; l'hygiène publique y gagnerait, les maladies seraient moins fréquentes et moins souvent compliquées de ces troubles nerveux qui les rendent si dangereuses. »

« C'est une chose proverbiale, ajoute enfin le regrettable Trousseau, en parlant de l'étude[1] , que les travaux de l'esprit sont plus fatigants et usent bien plus les forces de l'économie que les travaux du corps; mais on ne se rend pas compte physiologiquement de cette différence, qui semble extraordinaire.

» L'homme de cabinet, l'écrivain méditatif, vivant du matin au soir dans l'immobilité et le silence de l'étude, dépense-t-il plus de vitalité que celui dont les travaux exigent le mouvement continuel du corps et une activité musculaire déployée dans les champs? Non; mais, si celui-ci dépense beaucoup, il répare beaucoup, tandis que le premier dépense sans réparer.

---

[1] Trousseau et Pidoux, *Traité de thérapeutique et de matière médicale,* t. I, p. 130. Paris, 1862

L'exercice trop continuel et trop intense de la pensée met l'homme de lettres dans un état nerveux perpétuel. Chez lui, les mouvements vitaux, au lieu d'être expansifs, fructueux, d'imprimer de l'activité aux puissances organiques par lesquelles la vie végétative s'entretient, telles que la digestion, la circulation, l'hématose, les sécrétions, etc...., les mouvements vitaux sont comprimés, enchaînés, et la force d'assimilation languit ; de là la fréquence des maux de nerfs chez cette classe d'hommes. Leur travail, au lieu d'être une occasion d'activité fonctionnelle pour les organes nutritifs, est au contraire, pour ces organes, une cause incessante de langueur et de perversion ; puis bientôt la cause s'accroît de son effet. Digestions imparfaites : d'où inappétence, désir nul de réparation alimentaire, difficultés des sécrétions, des exhalations, des exonérations ; inertie des fonctions respiratoires, défaut de fatigue musculaire, troubles digestifs, suractivité cérébrale, qui se réunissent pour éloigner le sommeil, ce bienfaisant tonique.

» Ainsi, sans se fatiguer, sans avoir fait une légitime dépense de vie qui puisse appeler le besoin d'une réparation nécessaire et profitable, les individus dont il s'agit interdisent à leur organisme la satisfaction de ses plus importants besoins, en affaiblissant et en détournant les actes qui président à l'accomplissement de ces besoins. »

Si ces funestes effets se produisent chez l'homme adulte, que sera-ce chez l'enfant ? Devons-nous ajouter, d'ailleurs, que cette éducation hâtive, si funeste au jeune âge, est déplorable au point de vue même de son développement intellectuel ? Que de jeunes gens, en quittant le collége, rassasiés de science mal digérée, mal assimilée, ont à peine une teinture suffisante des études sans nombre qu'ils ont eu à subir en victimes. Le jour où un diplôme universitaire leur aura conféré un certificat authentique de dix ans de travail (et quel travail !), ils posent, s'ils le peuvent, ce bagage inutile ; inutiles eux-mêmes à la société, impuissants dans leur intelligence étiolée, impuissants bientôt dans leurs facultés physiques, usées avant d'avoir acquis leur summum de développement, ils augmenteront sans doute la pléiade sans nombre des inutilités dorées et des vieillards de vingt-cinq ans.

Qui ne comprend tout ce qu'aurait de précieux, dans nos maisons d'éducation, l'application régulière et continue de la gymnastique au développement des jeunes gens? — Mais quoi! nous dira-t-on, vous voulez la gymnastique dans les colléges; ne savez-vous pas qu'elle est obligatoire dans les lycées depuis 1854?

Nous avons lu, en effet, le remarquable rapport de Bérard sur l'enseignement de la gymnastique dans les lycées, rapport fait au nom d'une commission composée de MM. Cayx, Lesieur, d'Argy, Delettré et d'Arbaud [1]. Nous avons même lu et longuement médité le règlement ministériel du 13 mars 1854 sur le même sujet, et sous la signature de M. de Fortoul, si nos souvenirs ne nous trompent pas.

Mais l'observation des faits, autant que la lecture de ce dernier document, nous a donné une triste conviction à ce sujet; c'est que tout a été et est aujourd'hui encore illusoire dans l'enseignement de la gymnastique, qu'aucun résultat ne saurait être amené par de pareils procédés, et, disons le mot, que tout est à refaire.

Qu'on se rassure : nous n'avons nullement l'intention de faire des pugilistes de nos successeurs sur les bancs des écoles; et cependant, si nous avions assez d'autorité pour parler en haut lieu, si nous croyions pouvoir être entendus, nous crierions bien haut : L'éducation physique de la jeunesse est trop négligée; au nom de la race, de la société, de nos frères, de vos propres enfants, donnez-nous chaque jour une heure de liberté de plus pour nos écoliers, et que les deux tiers de ces récréations soient consacrées à la gymnastique *sérieuse, pratique, continue*. Vous accordez deux heures d'exercices par semaine à chaque division d'élèves : mesure illusoire, encore une fois, et dont chaque jour on peut voir le peu d'efficacité.

La récréation dans nos colléges est d'une moyenne de deux heures par jour; en la portant à trois, vous perdez peu pour les études, vous gagnez tout pour le physique de l'enfant. Qu'*avant le repas de midi* l'élève se livre avec ardeur à un

---

[1] Bérard (A.), *Rapport sur l'enseignement de la gymnastique dans les lycées* (*Annales d'hygiène*, 1854, 2° série, t. I).

exercice gradué suivant son âge et ses forces ; qu'il dépense beaucoup, il réparera beaucoup aussi. Que le soir encore, *avant le souper*, il renouvelle ce travail musculaire, et vous n'attendrez pas longtemps les merveilleux effets de cet entraînement.

Bien plus, si vous avez, parmi les enfants confiés à vos soins, des complexions délicates, formez une division spéciale de ces sujets débiles ; à eux tous vos soins, à eux votre surveillance la plus active. Vous serez bien vite récompensés de vos efforts et de votre sollicitude !

Sans doute, l'habitude sera difficile à prendre : on trouvera des rebelles parmi les écoliers ; mais laissez-leur une heure pour le plaisir, deux heures pour ces soins incessants : ce n'est certes pas trop !

Et à ceux qui nous traiteraient d'utopiste, à ceux qui crieraient au paradoxe, à l'impossibilité, nous dirons de demander aux phthisiques, dont le nombre augmente chaque jour ; aux scrofuleux, dont la diathèse se multiplie ; aux petites maîtresses, qui n'ont de l'homme que la barbe, et qui ont emprunté à la femme ses nerfs et sa sensibilité, ce qu'ils donneraient pour vivre leur existence comme tout le monde, pour être un homme utile et non plus un valétudinaire sans action, ou un impotent sans vie, véritable machine que le moindre accident brisera comme l'enfant mutile un jouet dont il n'a plus que faire.

Ce système, que nous préconisons ici — après bien d'autres assurément — nous l'appliquerons encore à la jeune fille, avec plus de modération, mais avec la même persistance, la même constance. La danse pourra donner d'excellents effets, et remplacer au besoin les exercices de la gymnastique. On n'oubliera pas d'ailleurs un précepte important : « On doit simplifier le plus possible, dit M. Bouvier[1], les premiers effets de nos facultés, et graduer ensuite leur exercice de manière à les conduire progressivement, et sans efforts violents, jusqu'aux actes les plus compliqués et en même temps les plus fructueux. » C'est ainsi que, suivant la méthode de Clias, les garçons

---

[1] Bouvier, *Rapport à l'Académie de médecine sur la Gymnastique populaire* de M. Clias (*Bulletin de l'Académie de médecine*, t. XI, 1846.)

pratiqueront ces mouvements avec plus de force d'impulsion , d'une manière plus saccadée , et en quelque sorte plus anguleuse. Ils seront au contraire arrondis , moins vifs , plus mesurés et plus gracieux chez l'autre sexe. Les divers tempéraments demandent enfin des modifications diverses dans la durée ou le genre des exercices. « Le tempérament sanguin veut des exercices modérés, afin d'éviter des congestions actives; le tempérament nerveux doit être dompté et régularisé dans ses actes par la fatigue; au tempérament lymphatique , il faut un mouvement actif dans toutes les saisons, et surtout aux rayons du soleil [1]. »

La nutrition activée par l'exercice exige une alimentation soutenue et réparatrice. On comprend que , celle-ci devant varier suivant l'âge des jeunes sujets et suivant l'activité des exercices auxquels il se livrera , on ne peut donner ici de règles fixes pour la nourriture de l'enfant. Nous dirons seulement que M. Edwards , à la suite des recherches sur l'influence physiologique des aliments , a formulé ainsi qu'il suit, et d'une manière générale, les règles à suivre : « 1° On ne doit pas chercher dans un aliment en particulier une nutrition complète , mais dans l'ensemble des aliments qui constituent un régime ; 2° il faut que dans ce régime se trouvent tous les aliments qui entrent dans la composition de notre corps ; 3° il faut que ces aliments soient combinés dans ce régime sous les rapports physique et chimique, de façon à convenir au système nerveux et aux autres organes, pour être assimilés [2]. »

Les aliments de colorification (les corps gras) devront être employés dans cet entraînement , car , ainsi que nous l'avons déjà dit, l'activité respiratoire du jeune âge exige une grande quantité de matériaux combustibles, et il n'y a pas à craindre de voir un tissu adipeux en excès infiltrer le tissu cellulaire, si l'exercice est pratiqué régulièrement d'après les règles que nous avons tracées. Les aliments de force devront

---

[1] Labat-Durouchaux (C.-A) , *de la Gymnastique au point de vue de l'hygiène, et de son influence sur le développement général de l'homme.* Thèse de Paris, n° 31, 1852.

[2] W. Edwards, *Comptes rendus de l'Académie des sciences,* séance du 18 juin 1838.

être donnés en grande quantité, et plus particulièrement les viandes rôties ou grillées. A ce sujet-là, constatons avec A. Bérard [1] (les choses ont peu changé depuis 1853) que la viande que l'on sert dans nos maisons d'éducation n'est pas du véritable rôti. « Dans le véritable rôti, le rôti cuit à la broche et à l'air libre, l'action du feu a saisi la surface de la viande : elle y a coagulé l'albumine et quelques sucs, de manière à y faire naître une sorte de croûte, peu perméable aux liquides. C'est sous cette couche que cuisent, sans y être décomposés, les sucs et les fibres de la chair. Une telle préparation est immanquablement plus rapide, plus digestive, plus tonique, que ces prétendus rôtis cuits dans un milieu plein de vapeur d'eau. » Quant à la quantité de viande allouée à chaque élève, d'abord de 67, 90 et 110 grammes par jour, elle a été portée, depuis l'arrêté du 1er septembre 1853, à 100, 120 et 140 grammes par élève, pour chacune des trois divisions d'un lycée. Ce n'est certes pas trop aujourd'hui. Ce serait insuffisant pour suppléer à la perte amenée par l'exercice quotidien.

Que dirons-nous maintenant de l'apprenti et du jeune ouvrier ? L'écolier ne fatigue pas assez, le jeune ouvrier fatigue trop : c'est le problème inverse, problème assurément plus difficile à résoudre que le précédent, car ce travail physique exagéré de l'enfant, c'est sa vie matérielle assurée, c'est son pain de chaque jour, et il lui est déjà jeté avec tant de parcimonie qu'on hésite à le diminuer encore.

Villermé, dont la sollicitude constante fut l'amélioration des classes pauvres, s'était préoccupé, avec juste raison, de la situation déplorable des jeunes ouvriers. Un ouvrage antérieur de quelques mois à la loi de 1841, sur le travail des enfants, laisse échapper cette réflexion sinistre : « La journée des forçats n'est que de douze heures, et elle est réduite à dix par le temps des repas [2]. » — « Il montra, dit M. Jules Simon dans

<hr>

[1] A. Bérard, *Rapport sur l'alimentation dans les lycées, au nom d'une commission composée de MM. Alibert, Gillette, Levraud ; Bérard, rapporteur.* 1853.

[2] Villermé, *Tableau de l'état physique et moral des ouvriers*, t. II. Paris, 1840.

l'éloquent plaidoyer qu'il a consacré à l'enfance [1], il montra cette multitude d'enfants maigres, hâves, couverts de haillons, qui se rendent pieds nus à la fabrique par la pluie et la boue, portant à la main, et quand il pleut sous leur vêtement devenu imperméable par l'huile des métiers tombée sur eux, le morceau de pain qui doit les nourrir jusqu'à leur retour... Il les peignit énervés, pâles, lents dans leurs mouvements, tranquilles dans leurs jeux, et compara, non sans une poignante éloquence, leur extérieur de misère, de souffrance, d'abattement, avec le teint fleuri, l'embonpoint, la pétulance et tous les signes d'une brillante santé, qu'on remarque chez les enfants du même âge, chaque fois que l'on quitte un lieu de manufacture pour entrer dans un canton agricole. »—« Il est impossible, ajoutait encore M. Villermé [2], de laisser subsister un état de choses qui écrase les enfants de travail, qui les prive de toute éducation, et qui les maintient dans une infériorité physique et morale révoltante. Il faut certainement que ce dernier mal soit bien grand et les raisons de le prévenir bien puissantes, puisque, en Angleterre, où l'intérêt de l'industrie l'emporte sur tous les autres intérêts, l'indignation publique a obtenu une loi pour la faire cesser, et que, chez nous, des manufacturiers de l'industrie cotonnière en réclament une semblable. C'est le cri de l'humanité. »

Et, certes, tout plaidait alors en faveur de ces pauvres déshérités ; on trouvait de misérables créatures de six ans dans les manufactures, condamnées à y végéter treize ou quatorze heures par jour ; condamnées le soir à faire parfois plusieurs kilomètres dans la boue, sur la neige, pour retrouver (nous n'osons dire un lit) un abri souvent insuffisant. Manque de soins, manque d'air, manque de nourriture parfois, trop souvent des traitements barbares : tel était le lot de ces êtres débiles, fatalement condamnés à une mort précoce, bien préférable sans contredit à une pareille existence. La loi du 22 mars 1841, dont le souvenir est inséparable des noms de Victor Cousin, Charles Dupin, de Gasparin, de Gérando, de Louvois, Rossi et de Tascher, en restreignant à huit heures la

---

[1] Jules Simon, *l'Ouvrier de huit ans.* Paris, 1867.
[2] Villermé, *loc. cit.*

journée de l'enfant, en condamnant le travail de nuit, en interdisant l'entrée des manufactures avant huit ans révolus, semblait appelée à produire une heureuse révolution dans la classe ouvrière, et tous les gens de cœur applaudirent à la proclamation du décret.

Malheureusement ce résultat ne fut pas celui qu'on attendait, et, dix ans après, un autre philanthrope, rapporteur aussi d'une loi sur le travail des enfants et l'apprentissage, M. Auguste Collet, pouvait s'écrier à son tour : « L'ignorance des parents, la faiblesse de l'enfant, l'avidité du maître, celle des père et mère de l'apprenti, ont engendré des fautes et des violences criantes. On a trop souvent oublié, de part et d'autre, le caractère moral et le but de l'apprentissage, pour en faire un indigne trafic. Qui d'entre nous, Messieurs, ajoutait-il, à l'aspect de la dégradation physique de la classe pauvre dans toutes les grandes villes industrielles, qui de nous n'a plaint la destinée de ces pauvres enfants maigres, pâles, décharnés, et si épuisés déjà qu'on doute presque, en les voyant, qu'ils puissent vivre jusqu'à l'âge d'homme ?[1] »

La loi du 4 mars 1851 sur l'apprentissage améliora peu, il faut le dire, la situation du petit ouvrier ; elle ne se borna guère qu'à limiter à dix heures le travail des enfants de douze à seize ans, et à leur interdire, à eux aussi, le travail de nuit.

Constatons encore que le progrès a été, sinon tout à fait nul, au moins insignifiant. Ce que Villermé écrivait en 1840, ce que M. Collet disait en 1851, M. Jules Simon peut presque le répéter à son tour en 1867 :

« Nous parlions, il n'y qu'un instant, dit-il[2], de la dégénérescence physique des populations dans les grands centres industriels ; elle est manifeste : les enfants sont petits, pâles, maigres, souvent contrefaits ; on a toutes les peines du monde à parfaire les contingents ; tout le monde a remarqué comme nous, et avant nous, que, quand les jeunes gens sortent de tirer à la conscription, on les prendrait pour des écoliers de quatorze ans sortant de l'école. Cela fait en vérité mal à voir, et pourtant ce sont les survivants, les mieux trempés ; la morta-

<hr>

[1] *Moniteur universel,* 1851.
[2] Jules Simon, *loc. cit.*

lité exceptionnelle qui les frappe ne s'arrête pas à un. Les causes de dépérissement sont nombreuses : l'abandon du petit enfant, le vagabondage des premières années, le manque de soins, la claustration dès l'âge de huit ans, pendant huit ou dix heures par jour ; l'absence de jeu et de soleil, quelquefois des vices précoces, trop souvent la mauvaise santé du père, des maladies causées par l'ivrognerie et la débauche. Ne faut-il pas aussi compter les causes morales, et la dégradation physique produite par la dégradation morale ? » — « Il arrive, dit-il encore, le sauvage, le vagabond, le coureur, l'enfant errant et abandonné, et tout à coup on l'enferme entre quatre murs et on lui fait voir qu'il n'est plus temps de rire et qu'il s'agit désormais d'être attentif à la besogne. Il reste là silencieux, assourdi par le bruit des machines, entouré de grandes personnes qui souvent ne sont ni trop tendres pour lui, ni très-exemplaires ; s'il y a d'autres enfants, il les aperçoit de loin, sans pouvoir échanger un mot avec eux. La journée dure dix heures ; la loi dit huit heures, mais dans la pratique, presque partout, c'est dix heures. Il recommence le lendemain et le lendemain encore ; les jours se suivent, semblables, monotones, et toujours le même fil à rattacher, le même espace de dix pas à parcourir. Sorti trop tard de la fabrique pour jouer avec d'autres enfants et voir seulement le soleil, s'il cherche un délassement, ce sera un délassement d'homme, ces mêmes plaisirs qui énervent et abrutissent les hommes faits, et qui pour des enfants sont doublement meurtriers. Dans ces condi-tions, il vieillit et ne grandit pas ; il se fane sans mûrir... C'est pourtant dans cette population de plus en plus souffreteuse et étiolée qu'il nous faudra recruter nos armées et nos ateliers. »

A quoi bon, d'ailleurs, ces longues citations, et faut-il rappeler les chiffres déplorables qu'une discussion récente de l'Académie de médecine a mis au grand jour, et dont les éloquentes critiques de quelques orateurs n'ont pu saper encore la brutale véracité [1] ? Faudrait-il ajouter encore que les champs sont chaque jour désertés pour la caserne et l'usine, la campagne pour la ville, l'agriculture pour l'industrie, trop sou-

---

[1] *Bulletin de l'Académie de médecine.* — Discussion sur la mortalité des nourrissons, 1867.

vent la santé pour la maladie ? Voilà le mal, effrayant, presque incurable déjà... Où sera le remède ?

Qu'on ne s'y trompe pas, nous constatons avec douleur les funestes résultats de la vie industrielle sur la santé de l'enfant ; mais nous n'accusons pas l'industrie de le charger de travaux trop pesants pour sa force. Travail trop continu, trop -suivi, mais auquel nous préférerions de beaucoup un travail plus fatigant et moins long, moins soutenu.

Les Anglais, dont nous avons condamné plus haut les sauvages instincts à propos du pugilat, sont ici nos maîtres, et nous leur devons rendre justice. Les lois qui régissent le travail des enfants, lois rendues sur la proposition de sir Robert Peel, de lord Grey, de lord Ashley, sont rigoureusement exécutées. Nous y trouvons, entre autres, les articles suivants :

« Aucun enfant au-dessous de huit ans ne peut être employé.

» Aucun enfant au-dessous de treize ans ne peut être employé avant six heures du matin et après six heures du soir, ni le samedi après deux heures de l'après-midi, ni le dimanche, ni le jour de Noël et le Vendredi-Saint.

» Aucun enfant au-dessous de treize ans ne peut être employé chaque jour plus de six heures et demie.

» On tolère cependant un travail de dix heures trois jours sur six, à condition qu'il soit assuré aux enfants ainsi employés deux jours par semaine de chômage absolu.

» Tout enfant au-dessous de treize ans doit aller à l'école trois heures par jour; entre huit heures du matin et six heures du soir, excepté le samedi.

» On ne doit employer personne au-dessous de seize ans sans un certificat du médecin.»

Ces lois si sages et si morales, nous les retrouvons à peu de chose près en Autriche et en Prusse (Loi du 6 avril 1839).

Et si, maintenant, nous voulons nous placer au point de vue de la question qui fait le sujet de ce travail, nous nous demanderons si l'exercice de l'enfant à l'atelier ou à l'usine peut devenir, tel qu'il est aujourd'hui, un instrument utile pour la prophylaxie ; si, en un mot, l'entraînement peut utiliser ce travail incessant. Hélas! non, car il ne faut pas perdre de vue que l'alimentation du jeune ouvrier sera presque toujours insuffisante, et elle le deviendra d'autant plus que l'enfant travaillera davantage; non pas, encore une fois, que le travail habituel de l'usine soit fatigant de sa nature, mais il le devient, et au premier chef, par sa continuité et par le milieu dans lequel il est fait. Augmenter l'alimentation dans une proportion suffisante est chose à peu près impossible — nous le dirons bientôt — diminuons donc, autant que faire se pourra, la déperdition quotidienne de l'organisme.

Préoccupé de cette pensée, cherchant une solution à ce grave problème, nous demandant pourquoi on ne partagerait pas le travail des enfants en exigeant, comme en Angleterre, plusieurs heures d'études par jour; pourquoi on ne ferait pas de véritables relais dans les manufactures, comme on l'a proposé en 1847 à la Chambre des députés; pourquoi enfin on n'adjoindrait pas un gymnase à chaque grande usine, nous nous sentions tout à coup arrêté par la crainte de toucher au paradoxe, ou du moins de demander trop à la fois. Quelle n'a pas été notre surprise et notre bonheur tout à la fois en trouvant ce projet savamment développé par M. Jules Simon[1]. Citons-le encore tout au long; le lecteur ne s'en plaindra assurément pas, et nous, reconnaissant une fois de plus notre impuissance en présence de questions qui ont passionné tour à tour tant d'esprits supérieurs, abritons-nous à la hâte derrière l'illustre et philanthrope orateur.

«Pourquoi, dit-il à propos du projet de loi de 1847, pourquoi persévérerait-on aujourd'hui dans cette timidité excessive? Les circonstances sont changées, les besoins accrus, l'expérience des pays voisins devenue définitive par une longue durée. La seule objection sérieuse qu'on eût pu faire à la loi de 1841, au nom de l'intérêt manufacturier, venait de la complication introduite par les relais d'enfants. Impossible, en effet, d'engager les enfants pour un tiers de journée; il fallait donc les diviser en trois bandes : l'une travaillant huit heures de suite avec les mêmes fileurs, dès l'ouverture des ateliers, et partant quatre heures avant la fin du jour; une autre ne venant à la fa-

---

[1] Jules Simon, *loc. cit.*, p. 203.

brique que quatre heures après le travail commencé et restant sans désemparer jusqu'à la fermeture ; la troisième, enfin, donnant quatre heures au commencement et quatre heures à la fin de la journée, de sorte que chaque rattacheur de cette troisième bande travaillait le même jour avec deux fileurs différents [1]. De là beaucoup de temps perdu, beaucoup d'allées et de venues dans les ateliers, de nombreuses heures d'entrée et de sortie, des difficultés pour l'école, des rapports moins réguliers entre les ouvriers et les apprentis. Cette objection fort grave contre la loi actuelle tombe devant notre proposition, car, au lieu de trancher la difficulté, comme le ministre de 1847, en supprimant les relais, nous la tranchons en les régularisant. Que chaque enfant travaille seulement une demi-journée ; en d'autres termes, qu'il y ait un relais le matin et un relais le soir, et toutes les difficultés s'aplanissent. L'atelier retrouve sa tranquillité et le service sa régularité. Le fileur n'est jamais sans un aide ; il en change au milieu du jour, à l'heure du repas, ce qui n'entraîne aucune perte de temps, aucune complication. L'atelier s'ouvre et se ferme exactement comme s'il n'y avait pas d'enfants, ou que les enfants travaillassent aussi longtemps que les hommes. Les enfants peuvent travailler six heures par jour, et ils sont encore dispos pour l'école. L'école, de son côté, n'est plus troublée au beau milieu de la classe par l'arrivée d'une fournée d'apprentis. Les apprentis qui la fréquentent le matin ne sont pas ceux qui la fréquentent le soir. Il serait assurément fort aisé d'annexer aux écoles, pour les enfants de fabrique, un ouvroir à l'usage des filles, un atelier de menuiserie à l'usage des garçons, et pour les deux sexes un préau, une gymnastique. On soustrairait ainsi les enfants à la solitude ou au vagabondage, et on augmenterait leur bien-être pendant le quart de jour qu'ils ne doivent ni à la fabrique ni à l'école. L'atelier de menuiserie aurait, en outre, l'avantage considérable de familiariser les enfants avec les outils et de leur créer pour l'avenir des ressources efficaces en temps de chômage. On l'installerait, en

---

[1] Il est ici question des filatures de laine et de coton. Les remarques de M. J. Simon peuvent, on le comprend, s'appliquer avec utilité à toute autre industrie.

vérité, pour rien. Voilà ce qui serait à la fois humain et pratique. Au lieu de cela, nous n'avons qu'une législation insuffisante pour les enfants, gênante pour l'industrie, à la fois illusoire et contradictoire. »

A ces réflexions si vraies, si sages, qui remplissent parfaitement les vues de l'hygiéniste, qui comblent les désirs de tous les esprits élevés pour qui l'instruction primaire obligatoire est une nécessité, nous n'ajouterons rien. Nous nous contenterons d'appeler de nos vœux les plus ardents la réalisation d'un semblable projet; nous plaiderons encore pour l'application dans les maisons d'éducation d'une gymnastique rationnelle, et, le jour où nos désirs seront accomplis, nous croirons toucher à la véritable prophylaxie des maladies du jeune âge, qui peut se résumer dans le « *Mens sana in corpore sano.*»

CHAPITRE II. — *De l'Entraînement chez l'adulte et le vieillard.*

Entraînement chez l'homme d'études, chez l'ouvrier. — Difficulté de l'alimentation. — Entraînement dans l'armée.— Constitution organique chez le vieillard. — Exercice. — Alimentation. — Conclusion

La distinction que nous avons établie chez l'enfant se retrouve encore bien plus chez l'adulte : pour les uns, travail intellectuel continu; pour les autres, travail physique incessant et exagéré.

L'homme de cabinet, l'écrivain, le savant, se condamne, ainsi que nous le disions tout à l'heure avec Trousseau, à une activité forcée, dont nous avons aussi constaté les funestes effets. Ajoutons que beaucoup d'entre eux, esclaves trop souvent de ce que l'on est convenu d'appeler dans la société, des convenances, subissent tous les inconvénients de notre déplorable civilisation et de nos mœurs antihygiéniques. Bien peu savent échapper à la funeste habitude de la veille prolongée ; bien peu aussi savent être sobres ; et l'on sait avec quelle facilité la goutte, cette maladie du riche, maladie de richesse aussi, suivant l'ingénieuse expression de Bouchardat, vient frapper les heureux de la vie. Ceux-là ne dépensent pas assez et réparent trop.

C'est, en effet, dans cette classe de la société et à cet âge de la vie que l'on rencontre toutes les maladies par exubérance de santé, si nous pouvons nous exprimer ainsi. La circulation est trop abondante, le sang trop riche : congestion, apoplexie, hémorrhagies cérébrales ou pulmonaires. Les aliments de calorification trop abondants pour la fonction respiratoire, devenue bien calme et bien tranquille par suite de ce repos continu, gorgent le tissu cellulaire sous-cutané : polysarcie. Les sécrétions excitées par une alimentation trop riche deviennent trop abondantes, leurs matériaux trop nombreux pour pouvoir être utilement dépensés : goutte, gravelle, etc.

De quelle utilité sera donc pour l'homme de cabinet un exercice quotidien ? L'équilibre se rétablira bien vite dans son organisme. La marche, la chasse, l'équitation, plus en rapport avec les habitudes sérieuses de cet âge, lui seront d'un puissant secours, et deviendront ici encore un véritable entraînement. Le médecin, seul juge en cette matière, saura indiquer la voie qu'il faudra suivre, et dont le tempérament de l'individu pourra seul être le mobile. Son alimentation elle-même obéira à des indications précises, en rapport avec sa constitution et ses habitudes.

Les conditions ne sont plus les mêmes chez l'homme condamné au labeur incessant de l'industrie et chez le manœuvre. Ce dernier, s'il habite la campagne, trouvera habituellement une nourriture suffisante pour réparer les pertes causées par son fatigant travail, et c'est un fait d'expérience que le cultivateur jouit à la campagne d'une santé bien plus robuste que l'ouvrier citadin. Il est juste de rappeler que l'air pur entre pour beaucoup dans la conservation de sa santé.

L'augmentation continue de la cherté des subsistances alimentaires dans l'enceinte des villes est, à elle seule, la cause la plus vraie de la misère organique de la classe ouvrière. L'entraînement qu'ils subissent forcément se rapproche beaucoup malheureusement de l'entraînement des jockeys : forte dépense, réparation incomplète. Nous l'avons déjà constaté chez l'enfant. Aussi s'en faut-il de beaucoup que l'on trouve dans le peuple la même catégorie de maladies que dans la classe riche. Beaucoup de maladies de misère, pour continuer la classification de Bouchardat, grèvent les ouvriers de nos villes; et ajoutons avec découragement que l'hygiène se trouve ici à peu près impuissante, et le sera tant que la cherté des substances alimentaires , et de la viande en particulier, n'aura pas baissé dans une notable proportion. A ce point de vue, nous ne pouvons qu'applaudir aux utiles essais de l'introduction de la viande de cheval dans l'alimentation. C'est un véritable progrès, dont la classe pauvre aura sa bonne part. Nous rappellerons encore que M. Fonssagrives a vanté l'usage de la viande des carnivores, du chat et du renard en particulier, pour suppléer, autant que faire se peut, à l'absence de la viande de boucherie dans les ménages. Ces animaux peuvent souvent se procurer pour rien. « On m'objectera, dit cet hygiéniste [1], que la chair des carnivores est souvent nauséabonde. Je répondrai que, à l'aide de précautions faciles à mettre en œuvre, et qui s'appuient sur des données physiologiques et chimiques, on peut préparer des mets très-appétissants avec la chair des carnivores.

» C'est surtout dans les graisses que l'on retrouve ces odeurs spéciales qui répugnent à nos sens: il faut donc priver les muscles de tout le tissu cellulaire graisseux, puis les faire mariner quelques jours avec du vinaigre, du sel, du poivre, des épices, du thym, du laurier, etc. On a alors une viande qui se prête à toutes les ressources de l'art culinaire et qui est très-appétissante [1]. »

Ainsi , fatalité déplorable, fatalité inévitable, on ne peut aborder une question d'hygiène sans être arrêté par le problème de l'extinction du paupérisme, la plus grande plaie de notre siècle assurément, et qui arrête à lui seul le progrès moral et le progrès physique. Toutefois la science et l'expérimentation disent bien haut aux industriels quelle devrait être leur conduite. Nous avons cité plus haut les philanthropiques essais de M. Talabot [2]; nous avons dit comment, en

[1] Fonssagrives, *Hygiène alimentaire des malades, des convalescents et des valétudinaires*. 2º édition, Paris, 1867.

[2] Voy. page 56.

facilitant aux ouvriers les moyens de se procurer une nourriture plus substantielle, cet industriel était arrivé à augmenter dans une notable proportion les journées de chacun d'eux, à diminuer dans une proportion semblable les maladies ; enfin à obtenir un résultat aussi satisfaisant pour les actionnaires que pour les hommes de cœur. Tout fut profit dans cet essai, car la dépense première fut couverte, et au delà. Ce fait, bien souvent répété, nous le livrons une fois de plus à l'attentive observation des hygiénistes et des industriels.

Enfin ne craignons pas de gémir, comme homme et comme médecin, des impôts parfois énormes dont sont grevées la plupart des substances alimentaires, impôts qui augmentent forcément leur prix et les rendent trop souvent inabordables à la bourse du pauvre. Etudier cette question, si palpitante d'intérêt, nous entraînerait bien loin. Quelque jour peut-être nous oserons l'aborder au nom des intérêts de l'hygiène la plus élémentaire. Bornons-nous aujourd'hui à déplorer de semblables nécessités sociales.

Mais il est encore une intéressante catégorie d'hommes auxquels il serait facile d'appliquer largement la bienfaisante prophylaxie de l'entraînement : nous avons nommé l'armée. Les jeunes conscrits enrégimentés sont immédiatement soumis à une éducation militaire dont le but est de faire le plus tôt possible des soldats capables de combattre. N'y aurait-il pas un immense et meilleur avantage à commencer par en faire des hommes solides et vigoureux? Ce n'est qu'à la longue, on l'a souvent constaté, que le jeune soldat, aguerri aux nouvelles fatigues du métier, supporte patiemment les épreuves de la vie militaire.

Pourquoi n'utiliserait-on pas les trop nombreux loisirs des garnisons, en fortifiant par l'entraînement tous les jeunes soldats? Soumis pendant trois mois aux pratiques régulières de la *condition*, telle qu'elle est usitée en Angleterre, il leur resterait bien peu à faire dans la suite pour se former entièrement au maniement des armes, d'autant mieux que cette éducation ne serait nullement incompatible avec les exercices ordinaires du régiment. Au bout de trois mois, il suffirait assurément de la régularité de l'existence et de la continuité des manœuvres militaires pour les maintenir dans cet état. Ajoutons que la nourriture du soldat aurait peu de modifications à subir pour devenir amplement réparatrice. On y gagnerait de bons et vigoureux soldats incontestablement ; on y gagnerait pour plus tard des chefs de famille robustes et indemnes de toute tache transmissible à leurs enfants. C'est bien quelque chose assurément.

Quel service pourra nous rendre enfin l'entraînement dans la prophylaxie des maladies du vieillard ?

« Un fait a frappé tous les hygiénistes et les médecins qui se sont occupés de l'hygiène de l'enfance et de la vieillesse, avons-nous écrit ailleurs [1] : c'est l'analogie que l'on constate entre ces deux périodes de l'existence. « Les deux époques extrêmes de la vie, dit M. Mayence [2], nous offrent de nombreux points de ressemblance. Le vieillard, qui s'en va, se rapproche beaucoup du jeune être, qui commence la vie. La faiblesse, qui est le partage de l'un, est aussi l'apanage de l'autre. » Chose bizarre ! cette évolution organique, qui, débutant chez l'enfant, se continuant chez l'adulte, s'achevant chez le vieillard par l'épuisement, par l'usure, pour ainsi dire, de la force vitale, se traduit aux deux limites de la vie par une susceptibilité pathologique presque analogue. Chez l'enfant, il y a prédominance du mouvement de composition des tissus sur le mouvement de décomposition ; c'est l'opposé chez le vieillard, chez lequel s'achève le cercle constitutif de l'évolution organique de l'individu. Eh bien ! chez l'un comme chez l'autre, ce sont les mêmes appareils, dont la susceptibilité est plus grande ; ce sont surtout les organes pulmonaires, ce sont les centres nerveux épuisés chez le vieillard, usés comme toute la machine humaine, encore faibles chez l'enfant, dont l'évolution organique commence. Par suite, chez l'un comme chez l'autre, nous trouvons souvent des conditions hygiéniques analogues ; par suite, des règles hygiéniques qui se ressemblent parfois.

Chez les vieillards, on évitera avant tout les influences physiques ou morales trop vives ; chez lui, l'encéphale a subi une véritable détérioration : affaiblissement de l'intelligence,

---

[1] H. Jaquemet, *des Hôpitaux et des Hospices*. Paris, 1866.
[2] Mayence, *Essai sur l'hygiène de l'enfance*. Thèse de Paris, 1837.

perte de la mémoire , sensibilité émoussée , diminution de la myotilité , tels sont les symptômes qui ne permettent plus de douter que l'homme touche à la décrépitude , à l'*enfance*. Dans cette situation , le vieillard est essentiellement impressionnable ; le moindre événement le surprend , le sensibilise et retentit douloureusement sur le cerveau et sur le cœur.

Chez lui encore, le tissu pulmonaire est atrophié, raréfié par suite des progrès de l'âge ; de là résulte une activité plus grande, une impressionnabilité plus vive des cellules pulmonaires qui existent encore, et qui les rendent plus accessibles aux maladies.

« Chez l'homme qui a vécu, a écrit Réveillé-Parise [1], la poitrine et les poumons n'ont plus cette vigueur intrinsèque qu'ils avaient jadis ; leur capacité, leur élasticité, vont diminuant ; l'enduit muqueux, dont les conduits aériférés sont tapissés, rend le tissu pulmonaire de plus en plus imperméable au principe organique ; la revivification du sang récemment exprimé des aliments est donc imparfaite. De là moins de calorification, moins d'activité, moins de nutrition, moins de vie dans l'économie ; de là toutes les débilités, toutes les chances de maladie qui en sont les conséquences. Le sang sert de ciment aux premières assises de l'édifice organique, et l'on conçoit ce qui doit arriver quand les conditions de la vitalité sont très-diminuées. »

Ces principes rappelés , nous pardonnera-t-on de nous inscrire en faux tout d'abord contre cet axiome presque banal : la vieillesse est l'âge du repos ? Oui ! la vieillesse est l'âge du repos, si l'on prétend désigner par là la fuite des préoccupations matérielles et des émotions morales, l'absence de tout travail fatigant, qu'il soit physique ou intellectuel....... Ce repos-là, le vieillard l'a certes bien gagné. — Entend-on désigner par là le repos absolu, l'inaction, nous le repoussons énergiquement. Car, si jamais un âge eût besoin de mouvement et d'activité, c'est la vieillesse. Comment le sang circulera-t-il ? comment la calorification se fera-t-elle ? comment la digestion pourra-t-elle s'élaborer, la nutrition s'achever, si le vieillard

---

[1] Réveillé-Parise, *Traité de la vieillesse, hygiénique, médical et philosophique* Paris, 1853.

n'active pas lui-même l'inertie de son organisme ? L'enfant a besoin d'aider au développement de ses organes en leur fournissant des matériaux ; le vieillard a plus à faire encore , car il a des pertes à réparer, non plus des pertes amenées par l'exercice — l'alimentation pourrait les réparer — mais des pertes causées par le défaut même d'assimilation de la nourriture, par le défaut de l'hématose, par la diminution de la calorification.

Le vieillard aura donc aussi son entraînement. Son exercice sera modéré et sage ; nous lui recommanderions plus particulièrement les soins du jardinage. « On peut être heureux, a dit un auteur, en cultivant les fleurs, les lettres et l'amitié. »

L'expérience journalière nous montre d'ailleurs le vieillard mieux portant, plus actif, au milieu de l'air vif, de l'air pur qui vient imprégner, saturer les cellules pulmonaires encore existantes chez lui, et donner une activité nouvelle à ses organes respiratoires.

Le séjour à la campagne apporte enfin avec lui l'éloignement de ces mille causes d'agitation de la vie urbaine, le calme physique et moral.

L'alimentation du vieillard est peut-être le point le plus important de son régime hygiénique ; elle doit être à la fois sobre et réparatrice. Nous résumerons avec M. Fonssagrives [1], ainsi qu'il suit, les règles de son hygiène alimentaire : « 1° repas peu copieux, mais réparateur ; 2° mastication lente ; 3° alimentation ténue le soir ; 4° régularité extrême des repas ; 5° exercice modéré après chacun d'eux ; 6° usage assez large des condiments et des vins austères, du bordeaux notamment ; 7° éviter les repas prolongés et les mets dont on n'est pas sûr de conduire la digestion à bonne fin. »

Donc, et ce sera notre conclusion, l'exercice à tout âge, dans l'enfance comme dans la vieillesse et l'âge adulte, chez la femme comme chez l'homme, est nécessaire, indispensable ; à lui seul il devra, s'il est fait dans des conditions raisonnables aider à l'entretien de la vie. L'exercice imposé à l'homme dès le début de l'existence, l'exercice entraînant la fatigue, le

---

[1] Fonssagrives, *loc. cit.*

travail, en un mot, puisque dans beaucoup de langues primi-
tives fatigue est synonyme de travail, le travail, disons-nous,
devient, au point de vue de l'hygiène, la loi de la vie physique,
comme il doit être celui de la vie intellectuelle, et, si nous
osions parodier ici un mot célèbre, nous dirions que si, en
politique, c'est par le travail qu'on règne, en physiologie,
c'est par le travail qu'on vit.

TROISIÈME PARTIE

De l'Entraînement au point de vue curatif

> « Dans les sciences expérimentales, le respect
> mal entendu de l'autorité personnelle serait de la
> superstition et constituerait un véritable obstacle
> aux progrès de la science. »
>
> CL. BERNARD, *Introduction à l'étude de la
> médecine expérimentale*, p. 72.

CHAPITRE Ier. — *De l'Entraînement dans les maladies nerveuses.*

De l'Entraînement thérapeutique. — Maladies dans lesquelles il peut être
utile. — Son effet dans les affections nerveuses, dans la chorée, dans
l'aliénation mentale et l'idiotie.

Jusqu'ici nous n'avons envisagé l'entraînement que comme
méthode purement hygiénique ; nous l'avons vu appliqué au
perfectionnement de quelques individus pris isolément et
pour lesquels leur profession exige, sous peine de déchéance,
l'emploi souvent répété de ces moyens. Nous avons proposé
de l'appliquer encore au perfectionnement de la généralité
des hommes, mais des hommes encore valides, encore susceptibles de supporter les fatigues inévitables et nécessaires des
exercices multipliés, sans que leur organisme puisse en re-
douter le moins du monde les résultats. Mais ici la thèse
change : c'est aux malades eux-mêmes qu'il faudra prescrire
la fatigue corporelle, et ils seront peut-être déjà épuisés ;
c'est aux malades que l'on prescrira une alimentation spéciale,
et parfois leur estomac se refusera à assimiler la nourriture

la plus légère. Enfin, et comme pour rendre la tâche plus difficile, nous n'avons point ou presque pas d'observations à citer ; et, malgré les lignes qui précèdent ce chapitre, et dont on trouvera plus loin l'explication, nous nous sentons bien faible pour soutenir une pareille théorie. Aussi, disons-le de suite, est-ce avec une extrême prudence que nous poserons les principes de l'entraînement appliqué à la thérapeutique. Les indications que nous pourrons tirer de tout ce que nous avons dit, bien qu'ayant fait l'objet de longues méditations, nous ne les poserons qu'avec la réserve la plus complète, et, s'il nous arrive, chose inévitable ! de froisser des idées reçues, nous ne demandons qu'à être éclairé pour reconnaître que nous avons été trop loin dans nos appréciations.

« L'archer qui oultre-passe le blanc, a dit Montaigne, fault comme celui qui n'y arrive pas. »

« La thérapeutique de notre temps, il faut le dire, est devenue trop habituellement perturbatrice ; elle a pris jusqu'à un certain point le caractère d'impatience et d'activité fébrile que l'on retrouve dans toutes les productions de l'intelligence humaine, et qui se reflète plus particulièrement dans la littérature contemporaine. L'impatience du résultat ! Voilà de nos jours la caractéristique de l'activité humaine, et elle se retrouve, je le répète, dans la médecine comme dans ses autres manifestations [1]. »

La méthode que nous préconisons ici ne pourra mériter ce reproche ; elle agit doucement, elle marche pas à pas, elle ne brusque rien, elle repose enfin sur deux moyens qui jouissent du rare privilége d'avoir conquis l'unanimité des suffrages, à chaque époque et à chaque siècle : « *In cibo medicamentum* », a dit Galien, axiome longuement développé depuis lui [2]. L'exercice, de son côté, a toujours été considéré comme un excitant de tous les appareils organiques, comme un dérivatif propre à produire une utile diversion par la direction spéciale qu'il imprime à l'action nerveuse, comme un

---

[1] Fonssagrives, *Maladie et hygiène*. Discours prononcé à l'ouverture du cours d'hygiène de la Faculté de Montpellier, le 20 novembre 1865. Paris, 1866.

[2] Voyez Ribes, *Hygiène thérapeutique*, p. 22 ; Paris, 1860.

régulateur des mouvements et des attitudes [1]. Aussi l'a-t-on vanté dans « les spasmes, la goutte, la gravelle, les hémorrhoïdes, l'hypochondrie, l'hystérie, les maladies de la peau, l'hydropisie, les catarrhes, la phthisie, les ulcères opiniâtres aux jambes » (Sprengel); — « dans la chlorose, la dysménorrhée et l'aménorrhée, les écoulements muqueux chroniques, la leucorrhée, la diarrhée, le scorbut, les scrofules, la fièvre intermittente, les altérations des fonctions digestives par inertie de l'estomac, les infiltrations cellulaires, l'anasarque commençante [2]; » — « dans les névroses dites cérébrales, telles que l'épilepsie, l'hystérie, la mélancolie, l'hypochondrie, l'aliénation mentale, lorsque la folie est calme et peu intense [3] ».

Nous n'avons pas la prétention de faire entrer dans ce cadre restreint l'étude thérapeutique de toutes les maladies. Outre qu'un pareil travail serait de beaucoup au-dessus de nos forces, cela nous exposerait à des redites inutiles. Nous nous contenterons donc d'étudier l'action de l'entraînement dans les maladies dites nerveuses, dans les maladies causées par une richesse excessive de l'organisme ou par une extrême misère. Chacune de ces classes nous permettra d'y introduire quelques exemples intéressants.

« C'est principalement dans les lésions de l'innervation, dit M. Bouvier [4], que l'action dérivative de la gymnastique produit les meilleurs effets, auxquels se joignent encore, dans ce cas, ceux de la distraction qu'elle procure. Aussi un exercice plus ou moins actif fait-il une partie essentielle du traitement de l'aliénation mentale, de l'hypochondrie, de l'hystérie, de l'épilepsie, de la chorée. Dans les névroses du cœur et des organes respiratoires, dans la dyspepsie et d'autres névropathies de l'estomac ou des intestins, le mouvement musculaire ne concourt pas moins utilement à la guérison ou au soulagement des malades. »

« L'exercice des muscles locomoteurs, dit aussi Broussais [5],

---

[1] Bouvier, *loc. cit.*
[2] Hoffman, *loc. cit.*
[3] Rostan. *loc. cit.*
[4] Bouvier, *loc. cit.*
[5] Broussais, *Examen des doctrines*, t. I, prop. 273

est le meilleur moyen de détruire la mobilité convulsive. Il
agit en déplaçant les irritations viscérales, en consumant une
activité superflue et en appelant les forces vers la nutrition et
vers les tissus exhalants et sécréteurs. »

« Cette proposition, ajoutait Trousseau[1], renferme une profonde vérité, trop méconnue aujourd'hui ou trop dédaignée
des médecins, qui croiraient n'avoir pas bien guéri et se trou-
veraient indignes de leur titre s'ils avaient guéri sans le secours de la pharmacie ; vérité méprisée aussi par les malades,
qui ne font aucun cas de leur médecin quand il a assez de
conscience pour ne pas les bourrer de drogues, et qui jugent
qu'on ne sait rien à leurs maux, qu'on est inactif ou qu'on dés-
espère d'une guérison, quand on cherche exclusivement ses
moyens curatifs dans les ressources de l'hygiène.»

De toutes les névroses, la plus intéressante à étudier dans
son traitement est, sans contredit, la chorée, si rebelle parfois aux innombrables ressources de la thérapeutique. Nous
nous y arréterons un instant.

Conseillés pour la première fois par Darwin[2], plus tard par
Mason-Good, les exercices musculaires paraissent avoir été
appliqués pour la première fois, au traitement de la chorée,
par Louvet-Lamarre[3].

L'observation que cite cet auteur est celle d'une jeune fille,
malade pour la troisième ou la quatrième fois. «Après plusieurs traitements infructueux, raconte M. G. Sée[4], auquel
nous empruntons le récit de cette observation, on prescrivit
tous les jours le saut à la corde, en même temps qu'on eut
recours aux émissions sanguines. Dès le sixième jour, l'agitation fut pour ainsi dire nulle, et, en vingt jours, la guérison fut
complète. Cette expérience vague et complexe ne prouva rien
en faveur du remède, qui resta dans l'oubli jusqu'à ce que

[1] Trousseau et Pidoux, *loc. cit.*, p. 130.
[2] Darwin, *Zoonomia*, t. IV, p. 290.
[3] Louvet-Lamarre, *Observations tendant à prouver que les exercices
gymnastiques peuvent abréger la durée de la danse de Saint-Guy*, in *Nouv.
Bibl. méd.*, t. IV, p. 403; 1827.
[4] G. Sée, *de la Chorée, rapports du rhumatisme et des maladies du
cœur* (*Mémoires de l'Académie de médecine*, t. XV, p. 481 et suiv.; 1850.)

les médecins de l'hôpital des Enfants, entre autres MM. Bonneau, Baudelocque, Guersant et Blache, frappés sans doute comme nous des avantages de la gymnastique dans la scrofule et les autres états cachectiques, instruits surtout des effets de la musculation sur la santé générale, conçurent la pensée d'appliquer ce traitement aux maladies nerveuses, particulièrement à la chorée, qui, outre les perturbations du système nerveux, entraîne si fréquemment des désordres dans la nutrition et dans les fonctions de la vie organique. Faire cesser cet état de langueur, rétablir en même temps l'équilibre des mouvements, qui sont plutôt désordonnés que convulsifs; chercher enfin, en régularisant les contractions, à rompre leurs habitudes vicieuses, tel est le triple but que devait remplir le gymnase. Soit théorie, soit empirisme, le succès vint couronner ces prévisions et donner gain de cause à la méthode nouvelle, dont nous avons à apprécier les moyens et les conséquences.

» Pour commencer le traitement, il est bon de prescrire d'abord des mouvements simples et cadencés, et d'exercer en même temps le larynx, au moyen du chant. Faire tenir l'enfant dans une position verticale, lui faire fléchir et étendre les genoux, frapper le sol, allonger ou plier le bras, en harmonisant tous ces mouvements avec des chants réguliers: tels sont les premiers soins nécessaires pour replacer ces contractions sous la puissance de la volonté. Ce but sera d'autant plus rapidement atteint, que l'attention du malade sera moins distraite, son intelligence moins altérée, moins capricieuse; aussi devient-il souvent impossible d'en rien obtenir avant de s'en être rendu maître par la bienveillance et la douceur.

» Quand on est arrivé à ce point, on peut essayer la marche réglée au pas ralenti ou précipité, la course, le saut, la suspension par les bras ou d'autres manœuvres plus compliquées, en les graduant selon les degrés de la maladie, en les surveillant et en les répétant tous les jours, sans les prolonger au delà de quinze à vingt-cinq minutes, afin d'éviter la fatigue musculaire et les palpitations de cœur qui arrivent quelquefois à la suite de séances trop longues.

» A l'aide de ces précautions, et quelle que soit la gravité des accidents, on peut, dès les premières leçons et quelquefois dès la première, ou au plus tard à la cinquième ou sixième, voir se déclarer dans la mobilité anormale un changement manifeste et ordinairement tellement rapide, qu'après les huit premiers jours on est presque toujours à même de juger de l'efficacité de cette médication. Quand, au bout de ce temps, le malade ne peut se tenir debout, marcher en droite ligne, ni se suspendre par les bras, il y a lieu de craindre que ce moyen ne suffise pas pour amener la cure à bonne fin ; il est certain, du moins, qu'elle sera longue et difficile.

»En tous les cas, après les premières rectifications que subit l'action musculaire, il y a ordinairement un temps d'arrêt, et il se passe quelquefois huit et même quinze jours sans qu'il se manifeste aucune modification en bien ; après quoi, les mouvements reprennent leur calme, leur précision habituelle ; les fonctions nutritives se rétablissent ; les enfants qui étaient maigres, débilités, recouvrent leur appétit, leur faculté de digérer, leur teint naturel, leurs forces, et surtout leur embonpoint. C'est là un des résultats les plus remarquables de cette médication, et, une fois qu'il est produit, on ne tarde pas à voir revenir la gaieté, la bonne humeur, la mémoire, l'attention ; la mobilité de la physionomie semble seule échapper à l'action régulatrice du gymnase, et souvent il n'existe plus de traces de la chorée dans les membres, que le visage en porte encore l'empreinte. Les souffles artériels et cardiaques sont les derniers phénomènes qui disparaissent ; mais, à moins de dépendre d'une altération de l'endocarde, ils cèdent encore plus facilement à cette médication convenablement dirigée qu'à tout autre moyen thérapeutique, et surtout qu'aux remèdes hyposthénisants, qu'on est souvent tenté d'employer pour obvier aux troubles de la circulation. Sauf la coexistence d'un état inflammatoire ou organique du cœur, la gymnastique peut donc être prescrite dans la généralité des cas, et quelles que soient l'étendue, l'ancienneté, la nature ou la gravité de la maladie.

»Parmi les malades qui ont été soumis à ce traitement, quelques-uns étaient dans un tel état d'agitation, qu'on fut obligé de les porter au gymnase sur un brancard ; ils n'en retirèrent ni plus ni moins de bénéfice que ceux qui étaient placés dans d'autres conditions. Sur 22 enfants, 16 ont guéri d'une manière

7

complète et rapide, car la durée du traitement ne fut que de vingt-neuf jours en moyenne. Chez deux autres, la cure, d'ailleurs fort avancée, fut interrompue par un état fébrile qui contribua pour sa part à hâter la guérison ; de sorte qu'en définitive on ne put compter 18 succès sur 22 cas. »

L'auteur de ce mémoire a soin de recommander une alimentation *substantielle*.

Qu'on nous permette de citer encore deux observations empruntées à M. Parrot [1].

» Henriette P., couturière, vingt ans, habitant Paris, avait inutilement essayé pendant quatre mois les nombreux traitements antichoréiques : opium, belladone, valériane, fer, bains simples et sulfureux, douches, etc., etc. Cette chorée était essentiellement constituée par un mouvement brusque et puissant de flexion du tronc sur les membres inférieurs, mouvement qui s'accompagnait quelquefois d'une détente dans l'articulation du genou, de telle sorte que la malade avait toute l'apparence d'une personne faisant un salut brusque et profond. Il existait une prédominance bien marquée de l'inclinaison du tronc vers la gauche. Quelquefois l'étendue du mouvement allait jusqu'à déterminer le contact des membres supérieurs avec le sol.

» Les phénomènes convulsifs étaient séparés par des intervalles de dix minutes environ. Ils se manifestaient la nuit, mais avec moins de fréquence ; toutefois ils troublaient le sommeil. Ils devenaient plus intenses sous l'influence de la musique. C'était là, du reste, la seule cause capable de les modifier. Ils ont été toujours bornés aux parties que nous avons indiquées.

» Après quelques séances de gymnastique, les mouvements primitifs furent remplacés par une chorée générale, mais avec un affaiblissement notable des convulsions. Bientôt une amélioration non douteuse se manifesta. Dès le 25 mars (dix jours après le début du traitement), le sommeil était meilleur. Puis les autres symptômes diminuèrent peu à peu d'intensité, et, le 1er juillet 1856, la guérison était solidement établie.

---

[1] Parrot, *Observations de chorée rebelle*, in *Gazette des hôpitaux*, 19 janvier 1858.

Depuis cette époque jusqu'au moment où cette observation a été publiée, la santé est restée bonne, et il ne s'est manifesté aucun mouvement choréique.

» Les exercices ordinaires de la gymnastique, unis au massage et aux frictions, furent pendant longtemps pratiqués deux fois par jour. On les a complétement abandonnés depuis le mois d'avril dernier. »

La seconde observation présente la plus grande analogie avec la précédente. Le sujet est une jeune fille de vingt-quatre ans, passementière, atteinte d'une chorée à la suite d'une frayeur. A l'âge de quatorze ans, elle subit à l'hôpital Necker un traitement de deux mois, dans lequel les bains sulfureux, la strychnine et l'eau de Spa jouèrent le principal rôle, mais ne produisirent absolument rien ; à vingt-deux ans, M. Pidoux la soumet inutilement encore à l'hydrothérapie, dans son service de Lariboissière ; à Saint-Louis, on associe enfin cette dernière médication au traitement interne. Le résultat est absolument nul. A l'hôpital des Enfants, où elle entre le 1er décembre 1856, on la soumet chaque jour au massage, aux frictions et aux exercices gymnastiques. Elle entre avec une sensible amélioration, le 1er janvier 1867, à Necker, continue ce traitement, et sort le 11 février parfaitement guérie. Depuis, aucun accident nouveau.

Nous ne pouvons mieux faire enfin, pour résumer nos idées à l'endroit du traitement de la chorée, que de citer ici les conclusions du remarquable mémoire de M. Blache [1] sur cet intéressant sujet.

« 1º Aucun des modes du traitement appliqué à la danse de Saint-Guy n'a donné un nombre de guérisons aussi considérable que la gymnastique, soit seule, soit associée aux bains sulfureux ;

» 2º La gymnastique peut être employée dans presque tous les cas, sans qu'on soit arrêté par les contre-indications qui se présentent à chaque pas, dans l'usage des autres médications ;

» 3º La guérison est obtenue dans un nombre moyen de

---

[1] Blache, *Traitement de la chorée par la gymnastique*, in *Mémoires de l'Académie de médecine*. Paris, 1855, t. XIX.

jours à peu près égal à celui que réclame l'emploi des bains sulfureux ; mais elle semble plus durable, et la sédation se montre dès les premiers jours ;

»4º En même temps que le désordre des mouvements disparaît, la constitution des enfants s'améliore d'une manière très-sensible, et les malades sortent guéris, non-seulement de la chorée, mais encore de l'anémie, qui l'accompagne le plus souvent;

»5º Les exercices gymnastiques, que l'on pourrait, de prime abord, croire périlleux, surtout eu égard à l'état des enfants qui s'y livrent, n'offrent aucune espèce de danger, et, de plus, ils peuvent être mis en œuvre sans inconvénient dans toute saison, avantages que n'ont pas les bains. »

On nous reprochera peut-être de ne parler ici que de l'*exercice* et non plus de l'*entraînement*. Notre réponse sera facile. M. Sée, nous l'avons fait observer, préconise, concurremment avec la gymnastique, une alimentation réparatrice. M. Blache, que nous venons de citer, plus explicite encore, résume ainsi qu'il suit les indications thérapeutiques de la chorée : « 1º rendre à la volonté son empire sur les contractions musculaires, ou, autrement dit, régulariser les mouvements ; 2º refaire en quelque sorte la constitution des enfants choréiques. [1] » La gymnastique répond à la première de ces indications ; une alimentation tonique seule pourrait remplir la seconde avec quelques avantages.

De la chorée nous rapprocherons encore, au point de vue du traitement, l'hystérie, l'hypochondrie, la mélancolie ; nous n'osons nommer l'épilepsie, bien que quelques médecins assurent avoir recouru avec avantage à ce moyen de traitement.

Mais, parmi les affections mentales, nous ne craindrons pas de nommer l'idiotie. M. Edouard Seguin assure avoir obtenu par la gymnastique seule d'excellents résultats. Nous lui associerons un régime alimentaire aussi réparateur que possible, cette triste infirmité déprimant presque autant les forces physiques que le moral de l'idiot. Le système musculaire a constamment besoin d'ailleurs d'être fortifié, et ses mouvements

---

[1] Blache, *Traitement de la chorée par la gymnastique,* in *Mémoires de l'Académie de médecine.* Paris, 1855, t. XIX.

ont besoin d'être régularisés. C'est à ces deux puissants modificateurs que nous aurons recours.

« Par la gymnastique proprement dite, et dirigée convenablement, écrit M. Séguin [1], on fortifie le système musculaire; par une excitation mécanique, on exerce les muscles volontaires des membres du tronc et de la face ; par les dumbbells et le balancier, on régularise les forces des deux moitiés du corps, d'où naît l'équilibre dans la station, la marche, etc.; par la gymnastique des sens, on met le sujet en communication précise et rapide avec lui-même et avec les phénomènes extérieurs; on fait plus, on le prédispose à la vie intellectuelle par l'étude des notions, et les notions conduisent aux idées concrètes; par la parole, l'écriture et la lecture, on fait entrer le sujet dans le champ des abstractions, où les nombres et la moralité lui donnent le sentiment des rapports qu'il devra établir avec ses semblables. Beaucoup d'enfants abandonnés comme idiots peuvent être conduits jusque-là. »

Niera-t-on qu'une alimentation suffisante pour aider au développement physique de l'idiot soit ici nécessaire ? Non, sans nul doute. Ce sera donc encore l'entraînement, tel que nous l'avons défini.

CHAPITRE II. — *De l'Entraînement dans les maladies de richesse physiologique.*

Son utilité dans la polysarcie. — Appréciation du *bantingisme*. — De l'Entraînement dans la goutte et dans la gravelle urique.

Parmi les maladies de dépense insuffisante, ou, pour mieux dire, de richesse physiologique, la première à étudier est sans contredit la polysarcie , soit à cause des merveilleux résultats

---

[1] Ed. Séguin, *Hygiène et éducation des idiots*, in *Annales d'hygiène*, 1re série, t. XXX, 1843. — *Traitement moral, hygiène et éducation des idiots et des autres enfants arriérés*. Paris 1846.

obtenus par l'entraînement, soit à cause même du traitement que nous préconisons ici.

Galien recommande aux obèses de lutter avec des armes pesantes pour diminuer leur fâcheuse infirmité [1]. Cœlius Aurelianus préconisa même les purgatifs pour combattre cet envahissement du tissu adipeux.

Paul d'Egine [2] recommande l'exercice de la paume et du ballon. Bien avant eux, Hippocrate [3] avait dit : « Les gens gros et tous ceux qui veulent devenir minces doivent faire à jeun toute chose laborieuse, se mettre à manger encore essoufflés par la fatigue, sans se rafraîchir, et avoir bu du vin trempé et non très-froid. Leurs mets seront apprêtés avec du sésame, des douceurs et autres substances semblables. De cette manière on se rassasiera, en mangeant le moins ; mais, en outre, on ne fera qu'un repas, on ne prendra pas de bain, on couchera sur un lit dur, on se promènera autant qu'on le pourra. Ceux, au contraire, qui de minces veulent devenir gros, doivent faire tout l'opposé de ce que je viens de dire, et n'exécuter à jeun aucune chose laborieuse. »

« Il est bien certain, dirons-nous avec M. Bouchardat [4], que rien ne convient mieux aux jeunes gens prédisposés par hérédité à la polysarcie que l'ensemble des pratiques de l'entraînement du pugiliste, si l'on veut atténuer quelques-unes de ces pratiques, et cela est indispensable quand on a des devoirs sociaux à remplir ; je n'y vois rien à y changer d'essentiel: C'est, je le pense, une voie assurée pour combattre cette imminence morbide de l'obésité, qui est fatale à plus de gens qu'on ne le croit. Les organes essentiels opprimés par des masses de tissus adipeux ne fonctionnent plus que juste ce qu'il faut pour entretenir la vie, et, quand survient une maladie incidente des plus légères, l'équilibre est rompu, et une issue fatale, qu'on ne pourrait prévoir d'après l'état des organes, vient nous surprendre. »

---

[1] Galien, *de Sanitate tuendâ, loc cit.*

[2] Paul d'Egine, *loc. cit.*, lib. V.

[3] Hippocrate, *OEuvres* traduites par Littré, t. VI (*du Régime salutaire)*.

[4] Bouchardat, Supplément à l'*Annuaire de thérapeutique* pour 1861 *(Entrainement des pugilistes)*.

Dans ces dernières années, un Anglais, William Banting, a publié une curieuse observation de guérison de la polysarcie dont il avait été à la fois le sujet, le médecin et le rédacteur. Son petit opuscule[1], traduit depuis en plusieurs langues, a fait beaucoup de bruit en Angleterre et en France. Peu d'obèses ignorent aujourd'hui le bantingisme ; on nous pardonnera d'en citer quelques extraits.

« J'ai soixante-six ans, dit-il, et ma taille est d'environ 5 pieds 5 pouces (mesure anglaise). Au mois d'août 1862, je pesais 200 livres.

» J'ai été en traitement plus de vingt fois différentes, dans l'espace d'un pareil nombre d'années, sans obtenir aucun bon effet, du moins qui eût de la durée.

» Je ne pouvais me baisser pour nouer les cordons de mes souliers, ni même remplir sans grande difficulté les petits devoirs que réclame notre humanité. J'étais forcé de descendre les escaliers à reculons, pour éviter le balancement du poids du ventre sur les articulations du genou et du pied, et j'étais obligé de souffler et d'aspirer à chaque mouvement. Alors me fut donné le conseil de m'abstenir autant que possible de pain, de beurre, de lait, de sucre, de bière et de pommes de terre ; ces aliments avaient constitué depuis nombre d'années la principale partie de ma nourriture, les croyant tout à fait innocents. »

Suivant les conseils de je ne sais plus quel médecin, Banting adopte le régime alimentaire suivant : « A déjeuner, quatre ou cinq onces de bœuf, de mouton, de rognons, de poisson grillé, de lard ou de viande froide de toute sorte, à l'exception du porc frais ; une grande tasse de thé, sans sucre ni lait, un petit biscuit ou une once de pain rôti.

» A dîner, cinq ou six onces de poisson (pas de saumon) ou de viande (pas de porc frais), toute espèce de légumes (pas de pommes de terre), une once de pain grillé, le fruit d'une tarte, mais sans pâtisserie ; volaille, gibier, deux ou trois verres de vin de bon bordeaux, xérès ou madère. Le champagne, le vin de Porto ou la bière défendus.

[1] William Banting, *Letter on corpulence adressed to the public*. London, 1864.

» A goûter, deux ou trois onces de fruits, une biscotte ou deux, et une tasse de thé sans lait ni sucre.

» A souper, trois ou quatre onces de viande et de poisson, comme pour dîner, avec un verre ou deux de bordeaux.

» En me couchant, si cela me plaît, un verre de grog (gin, wisky ou eau-de-vie) sans sucre, ou bien un verre ou deux de bordeaux.

» Je pèse maintenant 167 livres, ayant diminué de quelque chose comme une livre par semaine. Je puis assurer que je n'ai jamais mieux vécu que depuis mon nouveau régime diététique. Je suis mieux portant de corps et d'esprit. Je n'ai souffert en quoi que ce soit du traitement ; je puis descendre les escaliers naturellement et avec facilité. Je monte les étages et je prends de l'exercice régulier sans la moindre fatigue. »

Banting ajoute, dans un *appendice* plus curieux encore que son livre : « Je pèse maintenant 46 livres de moins. A la ceinture, mon tailleur a reconnu que j'avais diminué de 12 pouces 1/4. »

Nous avons cité cette méthode comme un fait curieux ; nous n'avons pas besoin d'ajouter qu'elle pèche essentiellement par la base. Avec l'exercice, un régime alimentaire aussi peu rigoureux, surtout au point de vue de la boisson, serait évidemment trop réparateur ; que sera-ce sans l'exercice ? Avec le docteur Pécholier [1], nous accepterons les faits là où ils se présentent, mais nous ne considérerons jamais le bantingisme comme un système correct au point de vue physiologique.

L'étiologie de la *goutte* indique à elle seule quels bienfaits on pourra retirer de l'entraînement. Une vie opulente, largement consacrée aux plaisirs des sens, aux jouissances de la table, la vie sédentaire, les contentions d'esprit, sont fatalement retrouvées dans toutes les observations de cette douloureuse maladie. Si, aidé de l'anatomie pathologique, nous ajoutons que les dépôts tophacés que l'on retrouve dans les articulations, les cristaux dont on a constaté la présence dans l'intérieur des mamelons et des calices, sont invariablement de l'acide urique ; que l'induction pathologique, enfin, tend à

----

[1] Pécholier, *Revue scientifique hebdomadaire de Montpellier*, 1866.

établir que le sang des goutteux est chargé lui-même d'acide urique, d'urates ou de leurs éléments, on nous permettra de conclure que l'exercice régulier, combiné avec une alimentation sobre et peu animalisée, toute chose faite avec mesure, patience et persévérance, amènera une sensible amélioration dans l'état des malades. Bouchardat assure [1] avoir obtenu par cette méthode des résultats merveilleux, et ces faits sont trop d'accord avec la théorie pour que nous ne les croyions pas capables de se multiplier dans la pratique.

Toutefois, lorsque nous prescrirons la diète végétale, nous interrogerons auparavant les idiosyncrasies de chaque individu, nous rappelant que la privation absolue d'aliments animaux amène une sorte de diathèse séreuse, dont les exemples, chez les vieux malades atteints de goutte froide et erratique, ne sont malheureusement pas rares.

La *gravelle* présente avec la maladie précédente des connexions intimes : constitution, tempérament, habitudes hygiéniques analogues, se retrouvent souvent dans l'étiologie de ces deux affections. On a souvent observé dans la gravelle, comme dans la goutte (Magendie est peut-être le premier qui ait donné l'explication physiologique de ce phénomène [2]), que, chez le même individu, des alternatives d'abus des plaisirs de la table et de sobriété ou de privations correspondaient à des alternatives de souffrance et de calme. La pénétration d'une grande quantité d'azote dans l'économie par un régime très-animalisé, peut, *surtout dans la vie sédentaire,* les muscles étant les organes qui consomment le plus d'azote, laisser dans le sang un excès de ce principe, qui, se dirigeant vers les reins comme le principal émonctoire, se retrouve et se dépose dans l'urine sous forme de graviers. « Une grande quantité de boissons aqueuses pourrait y parer, en augmentant la quantité d'urine ; mais, chez les grands mangeurs de viande, l'action des reins diminue, et, par suite, la quantité d'urine ; c'est ainsi que les herbivores produisent infiniment plus d'urine que les carnivores. Le régime seul peut suffire

---

[1] Bouchardat, *Annuaire de thérapeutique.* Paris, 1861.
[2] *Dictionnaire des dictionnaires de médecine,* art. *Aliment.* Paris, 1854.

pour guérir la gravelle [1] ». On ne nous contredira pas si nous ajoutons que l'exercice, en augmentant la dépense d'azote absorbée, aidera puissamment l'action du régime alimentaire, et permettra même de supprimer en partie les inconvénients d'une diète végétale exclusive. Un peu de viande choisie sera certainement tolérée par le praticien le plus exigeant, si son malade lui promet de dépenser beaucoup..... et s'il tient sa' promesse. Ce sera peut-être là la plus grande difficulté de ce mode de traitement [2].

Chapitre III. — *De l'Entraînement dans les maladies de misère physiologique.*

De l'Entraînement dans la glycosurie, dans la scrofule, dans le rachitisme, dans la syphilis. — Son danger dans la phthisie. — Conclusions.

« L'excitation générale que produit la gymnastique, dit M. Bouvier [3], est avantageuse dans tous les états morbides caractérisés par la privation ou l'altération de la partie rouge du sang, la prédominence des fluides séreux, la bouffissure et l'atonie des solides, la débilité et la langueur des fonctions, *pourvu qu'il n'existe point d'irritation locale, que les mouvements musculaires puissent exaspérer.* » Nombreuses sont donc les maladies dans lesquelles l'entraînement pourra nous être d'un grand secours ; car, si l'exercice est si utile dans ces affections, l'alimentation ne l'est pas moins, et, si jamais un régime tonique dut être préconisé, c'est bien assurément dans ces états cachectiques, où il y a tant à réparer. On a vanté et essayé avec succès déjà notre méthode dans le traitement de la *glycosurie*. M. Bouchardat [4] lui a consacré, on le sait, un long et intéressant travail. »

[1] Voyez *Dictionnaire de médecine et de chirurgie pratiques*, art. *Gravelle*. Paris, 1832.

[2] Bouchardat, *du Travail, loc. cit.*, p. 24.

[3] Bouvier, *loc. cit.*

[4] Bouchardat, *du Diabète sucré ou Glycosurie, son traitement hygiénique. (Mémoires de l'Académie de médecine*, t. XVI, 1851.)

Trois théories sont ici en présence. Pour Claude Bernard[1], on le sait, le foie, doué d'une fonction glycogénique constante, exagère cette fonction dans le diabète. Il a appuyé son dire de curieuses et intéressantes observations qu'il nous a été donné de voir répéter à Bordeaux, par le jeune et savant professeur de physiologie de l'École de cette ville, M. Oré. Pour Mialhe, les liquides de l'économie n'ont plus dans la glycosurie un degré suffisant d'alcalinité, et l'excès de sucre, brûlé seulement en partie, s'élimine par les urines. Pour Bouchardat[2] enfin, le diabète s'accompagne de la production anormale d'une sorte de diastase qui transforme en glycose la fécule des aliments. Ce dernier fait observer avec raison que le principe éliminé, aliment de calorification au premier chef, manquera certainement au diabétique, et de là, selon lui, la fréquence des tubercules pulmonaires chez les glycosuriques. Cette dernière théorie, nous l'adopterions aussitôt, parce qu'elle est rationnelle, si nous ne craignions de faire peser sur nous l'accusation d'adopter une théorie pour les besoins de notre cause. Nous nous contenterons donc, ne voulant pas entrer ici dans de trop longues discussions sur cette intéressante question, encore en litige d'ailleurs, de faire remarquer qu'on a trouvé du sucre jusque dans le placenta, qui pourrait devenir alors un véritable organe sécréteur de cette substance, et que M. Poggiale, attaquant expérimentalement la théorie de Mialhe, a démontré que, en administrant à des animaux des aliments féculents et sucrés, la quantité de sucre contenue dans le sang après la digestion est sensiblement la même, soit que ces aliments aient été administrés seuls, soit qu'on les ait mélangés avec du carbonate de soude.

Nous déclarons donc ne vouloir admettre ici aucune théorie; nous nous contentons de faits, et nous rappellerons que la méthode de l'entraînement a donné des succès à M. Bouchardat[3] dans le diabète. Que ceux-ci donnent gain de cause à sa théorie, nous le voulons bien; mais, jusqu'à preuve con-

---

[1] Claude Bernard, *Leçons de physiologie expérimentale*. Paris, 1855.
[2] Bouchardat, *loc. cit.*
[3] Bouchardat et *Supplément à l'Annuaire* de 1861, *loc. cit.*

vaincante, nous aimons mieux faire de l'empirisme, de peur
de gâter, par un excès de zèle, une cause presque gagnée.

Aurons-nous besoin de vanter longuement l'entraînement
dans la diathèse scrofuleuse? Nous ne le pensons pas; il y a
de longues années déjà que ce traitement est usité, sous un
autre nom peut-être; mais qu'importe? « La combinaison des
exercices gymnastiques, d'une alimentation convenable, de
bains froids, de bains de vapeur, d'un air vif et frais, de vêtements légers, d'une propreté extrême, de la dissipation de la
gaieté habituelle, de la faim bien dirigée ; cette combinaison
constitue un ensemble de moyens à l'action réunie et prolongée desquels le tempérament lymphatique et la constitution
scrofuleuse résistent difficilement. »

A ce tableau, que nous empruntons à Bégin [1], qui refusera
de reconnaître notre entraînement ? Les effets eux-mêmes
sont identiques. « Lorsque le mal cède, continue-t-il, le sujet
semble maigrir d'abord, à raison de l'affaiblissement du tissu
cellulaire; mais les forces musculaires, qui augmentent incessamment, indiquent assez que cette maigreur est un signe
salutaire. Les chairs deviennent plus fermes, la peau perd son
blanc mat ; elle se colore, elle s'applique avec plus de force sur
les parties qu'elle recouvre ; les saillies des muscles, des ten-
dons, des ligaments, se dessinent; les traits de la face deviennent plus apparents, plus prononcés. Chez le jeune homme,
ils sont plus mâles, plus sévères ; les yeux sont moins proémi-
nents, moins humides ; la couleur rouge disparaît du bord des
paupières, le teint brunit, et il n'est pas rare de voir les che-
veux, lorsqu'ils étaient blonds, prendre insensiblement une
teinte plus foncée. Les facultés morales subissent à leur tour
des modifications aussi remarquables: l'esprit n'a plus la même
vivacité, mais il devient plus solide, plus susceptible de réflexion, plus fécond, plus inventif, plus capable d'efforts sou-
tenus. Tout démontre qu'un tempérament sanguin, qu'on
pourrait appeler artificiel ou acquis, est résulté des circonstances naturelles au milieu desquelles le sujet a été
placé. »

[1] Bégin, *Dictionnaire des sciences médicales,* en 60 volumes, art. *Scrofules* Paris, 1815.

Si l'on pouvait douter un instant de ces merveilleux résultats, nous invoquerions encore l'autorité de M. Blache [1] et les effets surprenants obtenus par lui et ses successeurs à l'hôpital des Enfants-Malades : résolution des engorgements glandulaires, cicatrisation de trajets fistuleux, guérison presque radicale même des ankyloses ; cela tient du merveilleux.

Cette merveille, il nous a été donné de la constater souvent pendant notre externat à Paris, le voisinage de cet hôpital d'enfants de celui de Necker, où nous remplissions ces fonctions, nous permettant de juger *de visu*. L'entraînement n'aurait-il pas d'autre résultat, que nous ne craindrions pas de le qualifier de médication héroïque.

Mais nous pourrons le préconiser encore dans le rachitisme ; toutefois que de soins, que de précautions pour éviter les secousses, les fractures ! La gestation, le balancement, seront parfois les seuls exercices compatibles avec la prudence.

Nous l'emploierons encore dans la syphilis, qui devient bien, elle aussi, une maladie de misère ; on connaît quelques observations de Sydenham à ce sujet. Dans cette maladie, bien que le mouvement ne soit pas indispensable, il seconde cependant admirablement les effets des remèdes spécifiques. Il est d'observation qu'un syphilitique traité à la campagne, où il prend l'exercice, guérit plus promptement que celui qui n'est point dans les mêmes circonstances. Comme sudorifique, l'entraînement sera même un puissant auxiliaire. Nous avons vu Ricord prescrire l'exercice de la chasse, fait avec continuité, à un malheureux jeune homme dont la maladie avait résisté jusque-là au traitement le plus énergique. Le succès couronna ses efforts, et le sujet dont nous parlons ici marche vers la guérison.

Oserons-nous enfin nommer la phthisie ?

A Dieu ne plaise que nous emportions, nous aussi, de nos visites dans les hôpitaux la désespérante pensée de l'incurabilité absolue de la phthisie ! Nous croyons avec énergie qu'il viendra un jour où cette triste maladie aura son spécifique ; nous croyons même que ce spécifique cherché, ce sera l'hygiène qui

---

[1] Blache, *Exercices institués à l'hôpital des Enfants-Malades* (in *Gazette des hôpitaux*, 29 juillet 1851.)

le donnera. Mais, tant que l'étiologie de la phthisie ne sera pas achevée, tant qu'il restera un désidératum dans cette question brûlante, la curabilité de cette maladie sera toujours un problème dont il faudra chercher l'inconnue. Quelques exemples exigent impérieusement du médecin qu'il se dévoue avec ardeur aux malheureux qui en portent le germe ; s'il ne parvient pas à les guérir, il pourra peut-être prolonger leur existence.

Mais, dans la question qui nous occupe, pourrons-nous trouver un aide thérapeutique utile ? Nous ne le pensons pas. Si la maladie n'existe pas encore, nous faisons de la prophylaxie, et nous avons dit quelle était sa valeur. La maladie existe-t-elle, nous n'oserons pas préconiser l'exercice, et tous les praticiens connaissent la désolante difficulté de l'alimentation sans exercice, de l'alimentation dans la phthisie surtout.

Eh ! mon Dieu ! nous savons bien que Fourcault, dans la séance du 31 mai 1841, proposa à l'Académie des sciences l'exercice corporel dans la phthisie à la première période ; nous savons que Sydenham a préconisé l'équitation, que Ribes l'a vantée à son tour ; et, malgré ces autorités, nous n'oserons passer outre. « La gymnastique est essentiellement un moyen *prophylactique ;* elle pourrait avoir de très-graves inconvénients si on l'appliquait à des individus déjà tuberculeux [1]. » « Les valétudinaires de cette catégorie, dit M. Fonssagrives[2], n'ont qu'une ressource pour que la mort les oublie : c'est de vivre sans bruit, comme en cachette, et de vivre aussi peu que possible ; de ne pas faire étalage d'une vigueur qu'ils n'ont pas ; d'économiser sur tout : sur leurs passions, sur leurs plaisirs, sur leurs travaux ; de s'astreindre à une régularité méthodique, de choisir la sobriété pour médecin (*modicus cibi, medicus sibi*), et de ne jamais étaler au dehors un train de vie auquel leurs ressources organiques ne sauraient suffire. »

Cette phrase nous servira de loi et nous imposera la prudence. Si nous vantons avec ardeur l'entraînement comme prophylaxie, si nous préconisons cette méthode dans un grand nombre de maladies, si nous appelons de nos vœux le jour où

---

[1] Monneret et Fleury, *Compendium de médecine pratique*, t. VI, art. *Phthisie.* Paris, 1858.

[2] Fonssagrives, *Thérapeutique de la phthisie pulmonaire.* Paris, 1866.

chaque grande ville aura son gymnase, comme en Suisse ; où chaque cité aura sa Société gymnastique, comme Mulhouse, Guebwiller, Soultz (Haut-Rhin), et la plupart des villes allemandes ; où l'émulation, s'emparant de nos populations, permettra de réaliser, pour la force physique et la beauté de la race humaine, ce que nos orphéons ont fait pour la musique et nos comices agricoles pour nos porcs ou nos moutons, c'est qu'il nous est donné d'appuyer nos idées de faits concluants. Nous n'osons aller plus loin.

L'hygiène expérimentale, on ne peut se le dissimuler, marche à grands pas dans la voie du progrès : si la médecine expérimentale est aujourd'hui à son apogée, il faut reconnaître aussi que l'hygiène la suit de près dans la même voie ; appuyée sur la statistique, sur la physiologie, sur les vivisections même, elle peut, à l'aide du raisonnement, entr'ouvrir des horizons nouveaux. Le jour où l'expérimentation lui prêtera la lumière de son flambeau, ce jour-là seulement il sera permis de tenter l'application de ces méthodes nouvelles à la guérison de la phthisie, du cancer et de tant d'autres diathèses qu'on serait impuissant aujourd'hui à vaincre avec ces armes. Ce jour-là, lâche serait celui qui s'inclinerait, sans discussion, devant la parole d'un devancier. Mais jusque-là, encore une fois, ce serait un crime aussi que de tenter un essai de ce genre. Nous nous abstiendrons donc ; et à ceux qui pourraient nous reprocher d'être trop timide ou trop craintif nous dirons avec respect : « *Magister dixit* »

TABLE DES MATIÈRES

SECONDE PARTIE

De l'Entraînement au point de vue prophylactique

TROISIÈME PARTIE

De l'Entraînement au point de vue curatif

Montpellier, imprimerie Gras.

LIBRAIRIE J.-B. BAILLIÈRE ET FILS

ANGLADA (CHARLES). **Traité de la contagion**, pour servir à l'histoire des maladies contagieuses et des épidémies, par Charles ANGLADA, professeur de pathologie médicale à la Faculté de médecine de Montpellier, etc., etc. Paris, 1853. 2 vol. in-8.   12 fr.

DONNÉ. Conseils aux familles sur la manière d'élever les enfants, suivis d'un Précis d'Hygiène applicable aux différentes saisons de l'année, par le docteur Al. DONNÉ, recteur de l'Académie de Montpellier, officier de la Légion d'honneur. Paris, 1864. 1 vol. in-18 jésus, d'environ 350 pages.   3 fr.

FONSSAGRIVES. Hygiène alimentaire des malades, des convalescents et des valétudinaires, ou du Régime envisagé comme moyen thérapeutique, par le docteur J.-B. FONSSAGRIVES, professeur à la Faculté de Montpellier, etc. *Deuxième édition*, revue et corrigée. Paris, 1867. 1 vol. in-8 de XXXII-698 pages.   9 fr.

FONSSAGRIVES. Thérapeutique de la phthisie pulmonaire, basée sur les indications, ou l'Art de prolonger la vie des phthisiques, par les ressources combinées de l'hygiène et de la matière médicale. Paris, 1866. 1 vol. in-8, XXXVI-428 pages.   7 fr.

JEANNEL. De la Prostitution dans les grandes villes au XIX° siècle, et de l'Extinction des maladies vénériennes. Questions générales d'hygiène, de moralité publique et de légalité, mesures prophylactiques internationales, réformes à opérer dans le service sanitaire, discussion des règlements exécutés dans les principales villes de l'Europe. Ouvrage précédé de documents relatifs à la prostitution dans l'antiquité, par JEANNEL, professeur à l'Ecole de médecine de Bordeaux, médecin en chef du dispensaire de Bordeaux. Paris, 1868. 1 vol. in-18 jésus, avec figures.

MARTINS. Du Spitzberg au Sahara. Étapes d'un naturaliste au Spitzberg, en Laponie, en Ecosse, en Suisse, en France, en Italie, en Orient, en Egypte et en Algérie, par Charles MARTINS, professeur d'histoire naturelle à la Faculté de médecine de Montpellier, directeur du Jardin des Plantes de la même ville. Paris, 1866. in-8, XVI-620 pages.   8 fr.

MAYER. Des Rapports conjugaux, considérés sous le triple point de vue de la population, de la santé et de la morale publique, par le docteur Alex. MAYER, médecin de l'inspection générale de salubrité et de l'hospice impérial des Quinze-Vingts. *Quatrième édition*, corrigée et augmentée. Paris, 1860, in-18 jésus de 422 pages.   3 fr.

MOITESSIER. La Photographie appliquée aux recherches micrographiques, par A. MOITESSIER, professeur agrégé à la Faculté de médecine de Montpellier. 1 vol. in-18 jésus, 340 pages, avec 30 figures et 3 planches photographiées.   7 fr.

MOREL. Traité des dégénérescences physiques, intellectuelles et morales de l'espèce humaine, et des causes qui produisent ces variétés maladives, par le docteur B.-A. MOREL, médecin en chef de l'Asile des aliénés de Saint-Yon (Seine-Inférieure), lauréat de l'Institut (Académie des sciences). Paris, 1857. 1 vol. in-8 de 700 pages, avec un atlas de 12 planches lithographiées in-4.   12 fr.

PIESSE. Des Odeurs, des Parfums et des Cosmétiques, histoire naturelle, composition chimique, préparation, recettes, industrie, effets physiologiques et hygiène des poudres, vinaigres, dentifrices, pommades, fards, savons, eaux aromatiques, essences, infusions, teintures, alcoolats, sachets, etc., par S. PIESSE, chimiste parfumeur à Londres; édition française, publiée avec le consentement et le concours de l'auteur, par O. REVEIL, professeur agrégé à l'Ecole de pharmacie. Paris, 1865; in-18 jésus de 527 pages, avec 86 figures.   7 fr.

RIBES. Traité d'hygiène thérapeutique, ou Application des moyens de l'hygiène au traitement des maladies, par Fr. RIBES, professeur d'hygiène à la Faculté de médecine de Montpellier. Paris, 1860. 1 vol. in-8 de 828 pages.   10 fr.

VILLEMIN (J.-A.). **Études sur la tuberculose,** preuves rationnelles et expérimentales de sa spécificité et de son inoculation, par J.-A. VILLEMIN, professeur agrégé à l'Ecole impériale du Val-de-Grâce. Paris, 1868. 1 vol. in-8 de 640 pages.   8 fr.

Montpellier, imp. GRAS.

www.ingramcontent.com/pod-product-compliance
Ingram Content Group UK Ltd.
Pitfield, Milton Keynes, MK11 3LW, UK
UKHW022309070726
13614UKWH00002B/624